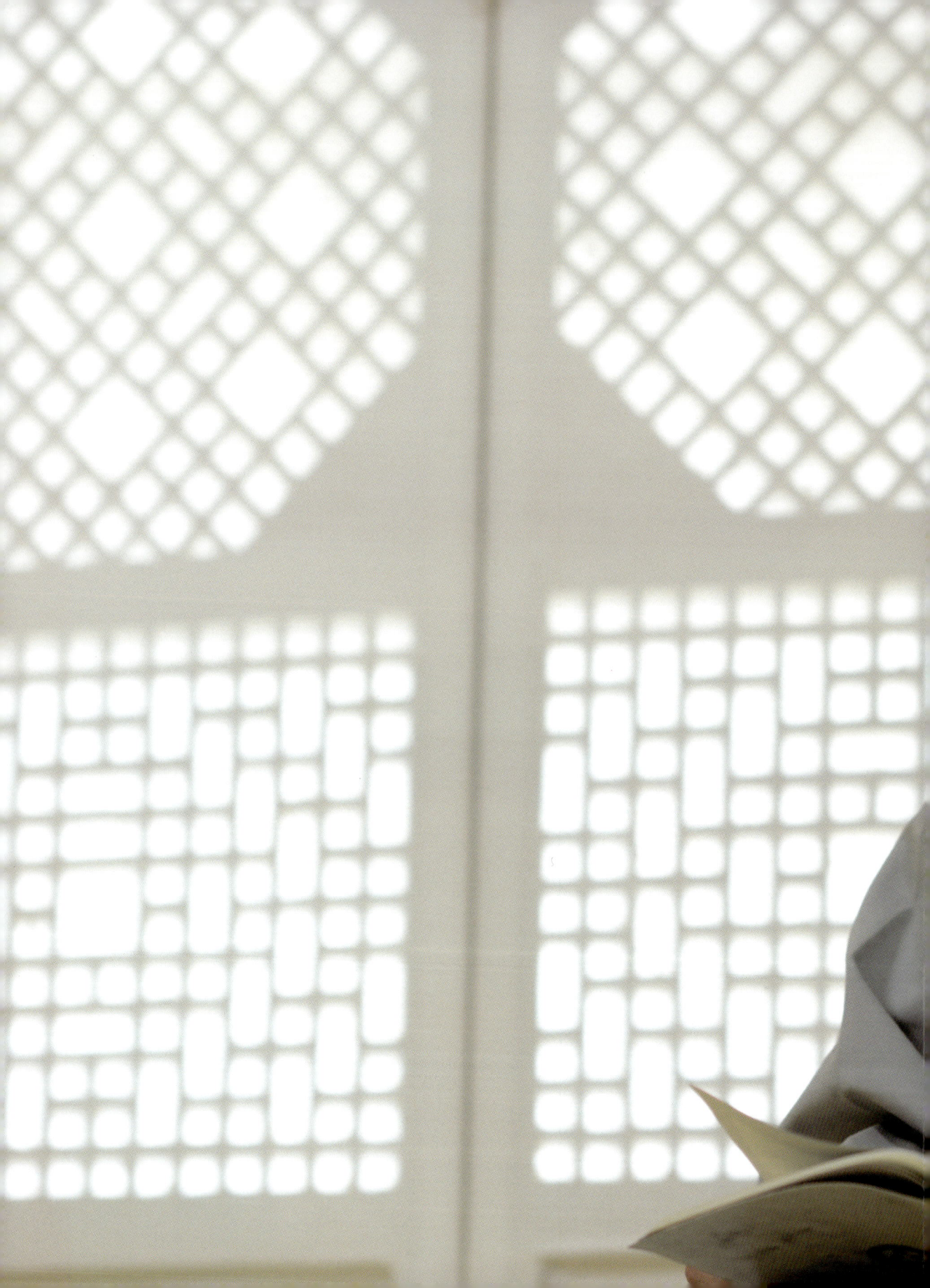

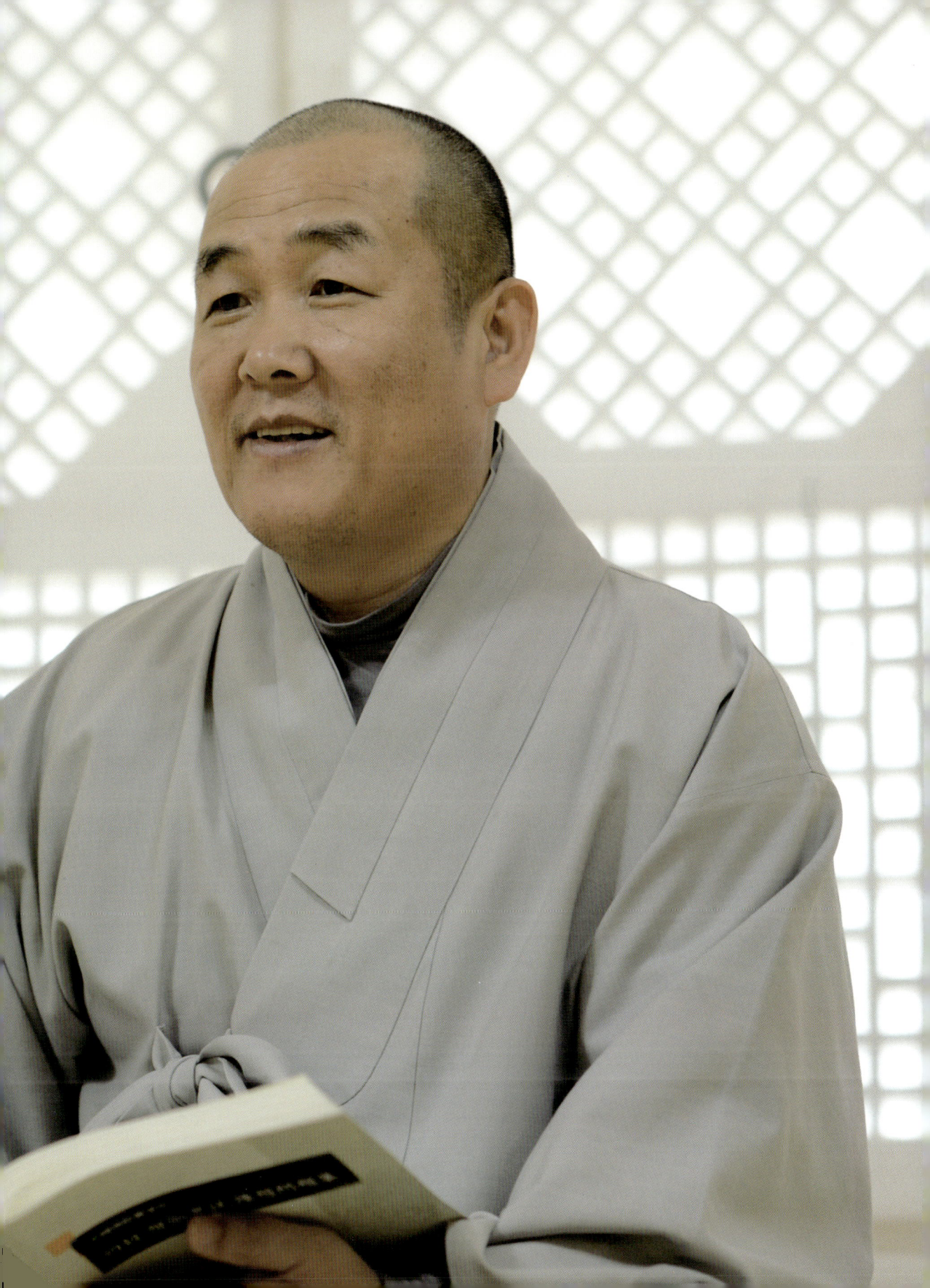

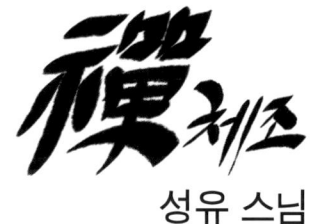

성유 스님

고요아침

선체조로 마음의 여유를…….

오래간 청소년이 올바른 인성을 찾아갈 수 있도록 노력하고 일선 현장에서 많은 불자와 웃음으로 함께 해왔던 성유 스님의 정진에 격려를 보냅니다.

특히 성유 스님은 청소년은 물론 남녀노소 모두가 생활 속에서 불교를 편하게 접하게 하겠다는 원력으로 불교가 가진 정신의 가치를 현시대에 맞추어 현대인에게 전달하고 즐거움으로 일상에 활기를 불어넣고 있습니다.

과중한 업무와 육체적 피로, 여기에서 오는 정신적 스트레스는 현대인들을 무엇엔가 쫓기게 하고 바쁘게 움직이게 합니다. 이럴 때일수록 몸의 건강과 함께 조용히 자신을 뒤돌아보는 여유는 그 어떤 약보다 효능이 뛰어난 보약이 되어줄 것입니다.

이러한 의미에서 선체조는 현대인에게 꼭 필요한 것으로 다가오고 있습니다. 참선을 현대인의 생활방식에 맞게 응용한 선체조는 단지 몸의 움직임만을 강조하는 것이 아니라 움직임을 통해 고요한 마음에 들게 하는 것이며, 선사들의 건강유지와 참선의 연장선에 있었던 행선에서 유사함을 찾을 수 있을 것입니다.

Lecommendation

　　맑은 마음과 건강한 몸을 이루는 것은 누구나의 희망입니다. 그것이 바로 행복과 직결하는 것이기 때문입니다. 또한, 마음과 몸의 건강함은 서로 다르지 않고 하나의 생명체처럼 유기적입니다. 마음을 따라 몸이 오는 때도 있을 것이며, 몸을 따라 마음이 오는 때도 있을 것입니다.

　　성유 스님이 쉽고 간결하게 설명하는 선체조는 마음과 몸이 함께 즐거움을 찾게 해줍니다. 남녀노소 누구나 편하게 접할 수 있습니다. 그러면서 존재 자체로 존엄이 있다는 가르침을 자연스럽게 찾아 나가게 합니다.

　　시대에 맞는 포교의 방편일 수도 있고, 바쁜 현대인들이 '수행과 건강을 동시에' 이룰 수 있도록 친절히 안내하는 이번 도서가 많은 사람에게 읽혀서 많은 현대인이 마음의 평온을 찾고 정신의 가치가 더욱 빛을 발하기를 발원합니다.

불기 2557년 5월
대한불교조계종 포교원장 지원

하나는 전체이다
전체는 하나이다
하나가 전체이면
어디나 중심이다
어디나 부처님이다.
만상은 하나로부터 나왔고
하나로 돌아간다.

Lecommendation

　마음과 몸은 하나입니다. 달마 스님께서도 『역근경』을 지으셔서 수행자들에게 마음 수련 못지않게 몸의 수련이 중요함을 일깨우셨습니다. 달마 스님께서 직접 쓰신 내용이 아니라는 얘기도 있습니다만 마음과 몸의 수련이 대단히 중요함을 일깨워주고 있습니다. 이러한 점에 착안한 성유 스님께서 오랜 수행과 수련의 체험을 바탕으로 수행자들에게 도움이 될만한 수련교본을 만들어 펼치니 참으로 경하할 만한 일이 아닐 수 없습니다. 특히 청소년 불자와 일반 불자들에게도 큰 도움이 될 것 같아 많은 사람에게 추천하고 싶은 마음이 간절합니다. 본래 '선무도'는 모든 무예의 근본으로 소림권법 등이 모두 부문에서 나온 것이라는 점은 누구나 알고 있는 사실입니다. 무예만을 위한 무예가 아니라 마음과 몸이 하나라는 사실을 깨닫지 못한 사람은 무도의 참된 의미를 제대로 알 수 없습니다. 성유스님은 다년간의 선수행과 평소 갈고 닦은 무예를 잘 조화시켜 훌륭한 수행안내서를 세상에 소개해 특히 청소년 불자와 일반신도들의 수행 지침서로 큰 도움이 되리라 확신합니다.

　성유 스님의 큰 뜻이 영글어져 세상에 큰 빛이 되기를 간절히 기도드립니다.

능인선원 지광

선체조의 융흥을 기대하며

바야흐로 봄입니다. 우리 용주사에도 어느새 봄꽃들이 피었다 지고 어느새 연초록의 녹음이 물들었습니다. 효림당에서 일주일에 3일씩 월, 수, 금요일 오후 1시에서 2시에 선체조 수련을 하시던 성유스님이 이에 관한 책을 낸다고 제게 와서 추천사를 부탁했습니다.

문득 나는 마조 선사의 제자 중에 대매大梅 : 785~805 선사의 얘기가 생각이 났습니다. 이 선사가 젊었을 때 마조 선사를 찾아가 물었답니다.

"부처란 무엇입니까?"
"마음이 곧 부처지."

이 말에 대매는 곧 깨닫고, 그 길로 깊은 산에 들어가 은거했답니다. 수년이 흐른 뒤에 대매를 찾아간 스님이 물었답니다.

"마조 선사에게 무슨 말을 들었기에 깊은 산에 들어와 있소?" "마음이 곧 부처라기에 그 길로 여기에 들어와 사오."

찾아간 스님이 말했지요.

"마조 선사는 요즘엔 마음도 아니고 부처도 아니라고 합니다."

그러자 대매는 전혀 놀라운 기색도 없이 담담하게 말했는데

"그 늙은이가 망령이 들었나 보군. 누가 뭐라고 하든지 나는 마음이 부처야."

라고 했답니다. 그 스님이 돌아와 대매의 말을 그대로 전하니 마조 선사는

Lecommendation

고개를 끄떡이며

"매실梅實이 익었구먼."

대매大梅는, 큰 매화나무라는 뜻이므로 매화나무의 열매가 익었다는 말로 그의 공부가 성숙했음을 인정한 것이지요.

나는 이 대매를 생각할 때 성유 스님을 떠올리곤 합니다. 성유스님은 대매처럼 우직하면서도 모든 일에 솔선수범하는 결곡한 성품의 소유자입니다. 아니면 아니고 한 번 옳다고 생각하면 얻어낼 것이 없더라도 한 길을 추구 합니다. 이런 성유스님이 선체조에 관한 책을 냅니다. 반가운 일이 아닐 수 없습니다. 참선은 조용한 가운데 깨달음을 얻어가는 과정이니 매우 정적이라고 할 수 있습니다. 그런데 성유스님은 이 정적인 수행에서 오는 피로감을 해소시키고 보다 우리 몸을 유연하면서도 원활한 기혈을 회복시키는 동적 운동을 가미하여 선체조라는 독립된 운동 장르를 만들었습니다.

스님은 현재 용주사 청소년 국장을 맡아 어렵고 힘든 청소년 사역에 애를 쓰고 있습니다. 2010년 중국 적산 법화원 유적지 방문, 2011년 고구려 역사문화 탐방, 2012년 일본과 중국 북경 역사문화탐방 등 청소년들에게 소중한 우리 문화의 역사를 알리고 부처님의 대자재비하심을 전하는 일을 성공적으로 수행하고 있습니다. 이 책이 선체조의 바람을 일으켜 건강하고 밝은 신체를 지니면서 용맹정진하는 선방의 건강지침서가 되었으면 좋겠습니다.
여러분 모두 성불하시기 바랍니다.

제2교구 본사 용주사 주지 정호

"아픈 이들에게 마음을 두었네"

승려의 직분을 가진 수행자로서 복이 많다고 생각합니다.
지금, 나는 부처님이 마련해주신 청소년 법회, 선체조 복 밭에서 수행하고 있습니다. 내가 누리는 가장 큰 행복은 언제나 많은 사람과 동행하고 있다고 느끼는 것입니다. 이 복 밭에서 여러 사람과 더불어 어울리면서 생활하는 재미가 아름답고 맑은 연꽃향기 되어 따라옵니다. 이들이 소박한 즐거움, 순박한 법열法悅을 키워준다는 사실을 나는 믿고 있습니다.

용주사 청소년 법회는 주로 중·고등학생, 대학생으로 이루어진 동아리입니다. 이들은 그야말로 영원히 방전되지 않는 힘센 배터리를 가진 아이들입니다. 저런 엄청난 젊은 에너지가 과연 어디서 뿜어져 나오는지 나의 호기심을 자극합니다. 그런데 가만히 관심을 두고 그들과 조근조근 이야기를 나누어 보니 우리 청소년들이 많은 고민과 가슴앓이를 하고 있습니다. 가까이에서 보는 저도 마음이 아픕니다. 나이 어린아이들이 숨이 가쁘게 돌아가는 바쁜 오늘을 살아가기가 무척 힘든가 봅니다. 공부, 학교 성적, 직업선택, 컴퓨터 게임 등 속병에 몸과 마음이 병들어 있는 것 같습니다. 수행자로서 마음이 천근만근 무겁습니다. 이들의 아픈 마음과 몸을 치유해주어야겠다는 불심이 생깁니다. 그래서 이들과 함께 국내·국외역사문화 탐방을 하고, 여가 문화생활도 하였습니다. 조금이나마 청소년 법회 친구들에게 마음의 위안이 되고 용기를 주었다면 이 모두가 부처님의 가피입니다.
용주사 청소년 법회 친구들아~ 토닥토닥!

하나같이 진중합니다. 그리하여 나도 신명 나게 복 밭에서 함께 뒹굽니다. 점차 시간이 지나니 뻣뻣한 몸이 부드러워지고, 천근만근 무거운 몸이 새 깃털처럼 가벼워집니다. 덤으로 머릿속 정신까지 맑아집니다. 선체조가 건강한

Prologue

삶을 희망하는 이들에게 조금이나 도움이 되었나 봅니다. 이 모두가 부처님의 가피입니다.

그 어느 때보다도 많은 긴장과 스트레스를 받는 현대인은 비감염성 질환인 암, 고혈압, 당뇨 등의 질환이 큰 위협으로 다가왔습니다. 또 이것보다 더 큰 문제는 공황장애, 우울증, 자살 징후, 와 같은 정신질환자가 빠르게 늘고 있다고 한다. 이것은 인류가 이룩한 문명 발전의 부작용으로 일어나는 질병입니다. 세상이 너무 빠르게 확확 변한 탓일 것입니다. 그 많은 변화를 온몸으로 받아내야 하니 거기에 적응하느라 당황스럽기도 합니다. 그러나 인간은 자기 스스로 아픈 마음도 보듬어가고 아픈 몸도 보살펴 가면서 살아야 합니다. 육신의 건강과 정신적 행복은 오로지 나의 책임일 뿐입니다.

현대인의 생활은 너무 바쁩니다. 일상생활 속에서 운동하랴, 명상하랴, 가정을 돌보랴, 사업 하랴, 직장생활을 하랴…… 쫓기듯 사는 삶에 너무 힘듭니다. 이에 피로감에 짓눌린 현대인에게 맞도록 몸과 마음의 건강을 동시에 챙길 수 있는 선체조 수련법을 연구하여 한 권의 책으로 엮게 되었습니다. 그래서 이 선체조 수행법은 운동과 명상을 같이하여 생로병사의 고통, 희로애락의 방황에서 벗어나고자 함이 궁극적인 목표입니다. 행복하기 위해서는 몸과 마음의 터를 잘 닦아야 합니다. 좋은 터를 닦는 것이 선체조입니다. 이 근본을 잘 실천하면 내가 웃고 내 인생을 내가 만듭니다. 인생 끝까지 선체조로 일념 정진하고 노력합시다. 모두가 몸과 마음이 건강하며 청청하길 바랍니다.

남을 생을 청소년들과
성유 합장

CHAPTER 01
ACTION

1. 준비운동 | 12

2. 행선 | 76

3. 마무리운동 | 100

CHAPTER 02

ESSAY

1. 선체조란 | 122

2. 선체조의 목적 | 126

   1. 우선하고 보자 | 126

   2. 누가 해야 하는가 | 128

   3. 몸은 운동을 필요로 한다 | 129

   4. 마음에도 귀를 기울이세요 | 130

ESSAY

3. 선체조의 효과 | 132

나비 한 살이 프로그램(나비行論)

1. 선체조를 위한 1단계 (알) | 136

2. 선체조를 위한 2단계 (애벌레) | 138

3. 선체조를 위한 3단계 (번데기) | 140

4. 선체조를 위한 4단계 (나비) | 142

Contents

ESSAY

4. 좋은 습관 길들이기

1. 건강한 몸을 유지하는 10가지 습관 | 144
2. 행복한 마음을 유지하는 10가지 습관 | 164
3. 풍요한 삶을 위한 10가지 습관 | 180

01

준비 선체조

준비운동을 시작하면서 경직된 심신心身을 서서히 풀어주면서 몸이 움직이는 부분에 정신을 모아야 한다. 수행 도중 자신의 몸에 정신을 집중하여 몸에서 일어나는 변화를 알아차려야 한다. 몸의 컨디션을 조절해주고 정신의 긴장을 풀어준다. 그래서 몸과 마음이 합일화合─化되면 인체는 면역력이 높아지며 정신은 평화로워진다. 선체조를 하는 동안 몸과 마음을 잘 관찰하여 일체 잡념, 망상이 일어나지 않도록 하여야지만 운동효과가 크다. 그리고 모든 과정을 자신의 수준에 맞게 자연스럽게 하는 것이 좋다.

준비 선체조

01 온몸 털기

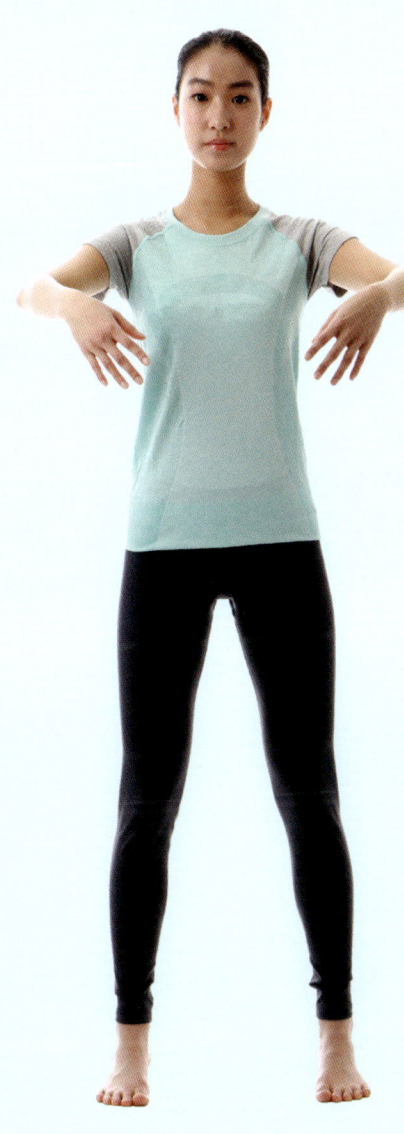

온몸털기

요령

다리를 어깨 너비로 벌린 다음 상체를 곧게 세우고 뒤꿈치를 들고 쿵쿵 소리 나도록 손끝을 털어 준다.

굳어 있는 온 몸의 관절을 부드럽게 풀어준다.

조금더 강하게 하여 뇌에도 자극을 주면 정신이 맑아진다.

효과

몸의 근육과 관절을 풀어 준다.

손목 관절염을 예방한다.

02 상체 두드리기

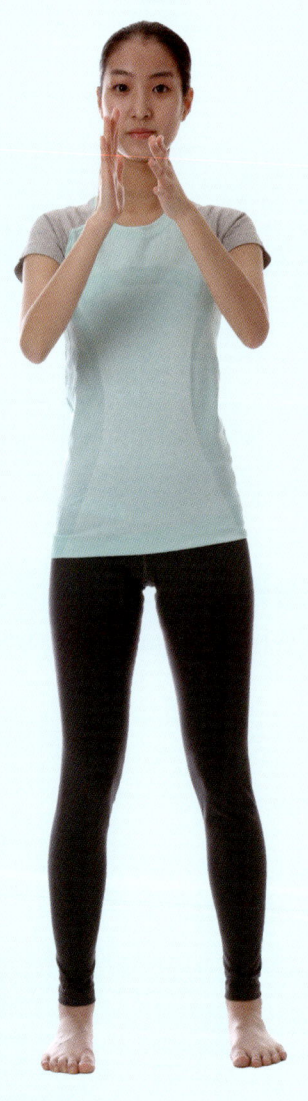

2-1 손벽치기

요령

손바닥은 반듯하게 펴 양손바닥 전체를 정확하게 마주 친다.

효과

손은 전신에 비유되며 손바닥은 복부 장기에 손등은 척추와 오장육부에 해당된다.

손바닥을 탁탁치면 복부 장기가 편안해지며 전신의 혈액순환을 촉진시킨다.

준비 선체조

손바닥 가운데를 오목하게 만들어서 공기의 압력을 이용하여 몸속에 자극을 주어야 된다. 손바닥 표면으로 두드리면 신체표피만 따갑다.
기(氣)의 흐름대로 어깨 ⇨ 손등 ⇨ 손바닥 ⇨ 엄지 ⇨ 새끼손가락 순으로 막힌 곳을 두드려 원활하게 기운과 혈액이 통하도록 한다. 두드리는 손을 따라 시선도 같이 움직인다.

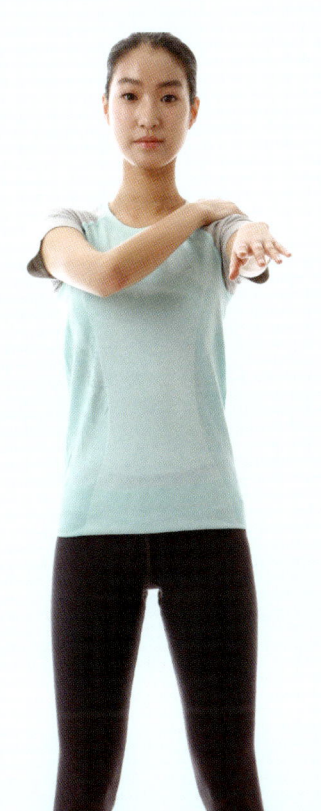

2-2 어깨

요 령

어깨에서 손등으로 이어지게 내려오면서 두드려준다.

효 과

팔과 어깨의 긴장을 풀어준다.

02 상체 두드리기

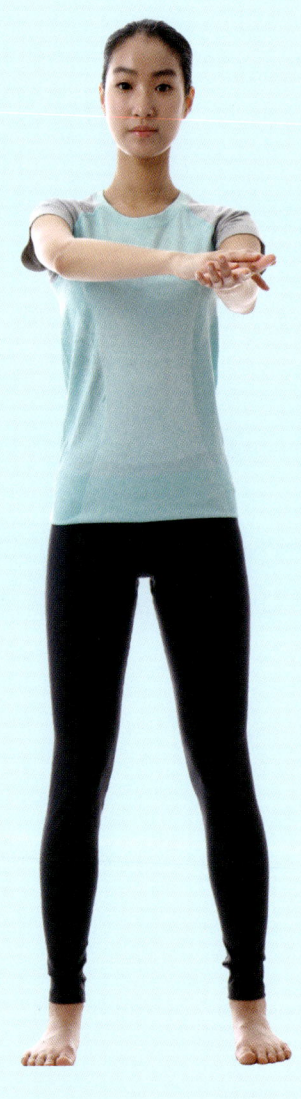

2-3 손바닥

요 령

손을 뒤집어서 손바닥 면을 따라 올라간다.

준비 선체조

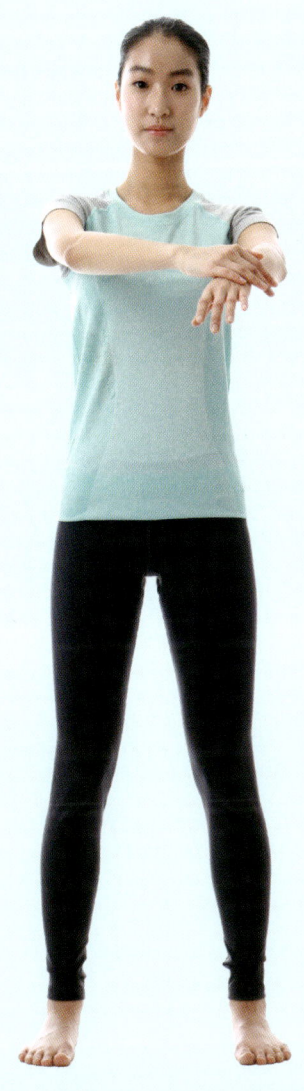

2-4 손등

요 령

손등을 두드려준다.

② 상체 두드리기

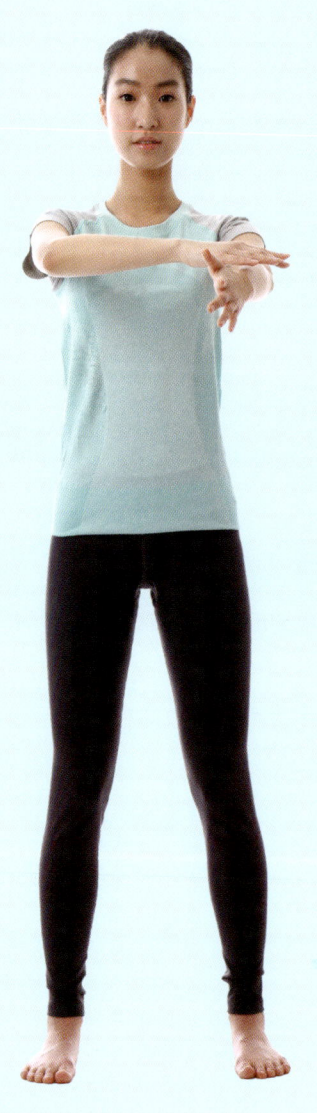

2-5 엄지

요 령

엄지손가락 쪽으로 내려가면서 두드려준다.

준비 선체조

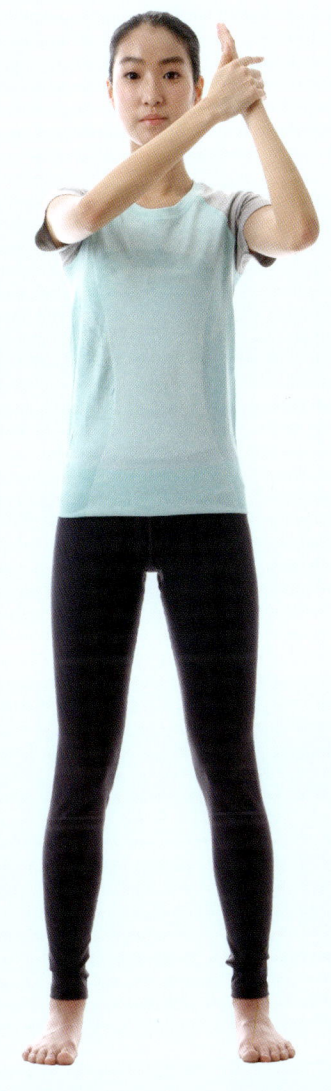

2-6 새끼손가락

요령

겨드랑이 쪽으로 타고 올라온다.

⓪② 상체 두드리기

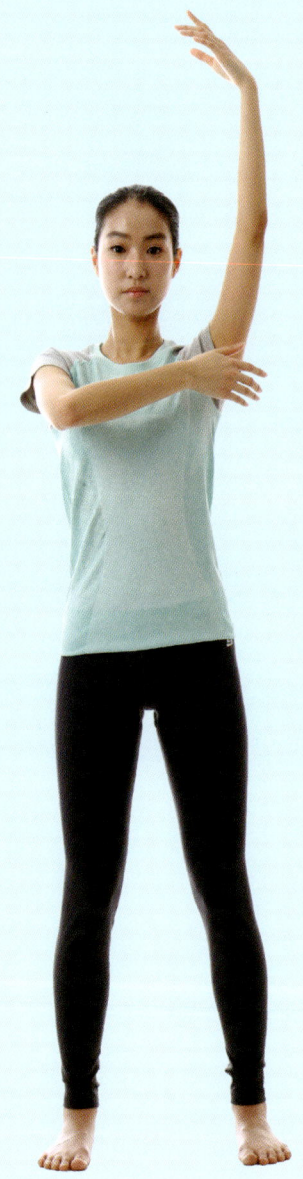

2-7 겨드랑이

요　령

겨드랑이를 두드리면서 자연스럽게 오른손에서 왼손으로 바꾼다.

효　과

림프절을 자극하여 면역력을 높인다.
(림프절은 겨드랑이, 목, 가슴, 배에 많이 분포하고 있다.)

준비 선체조

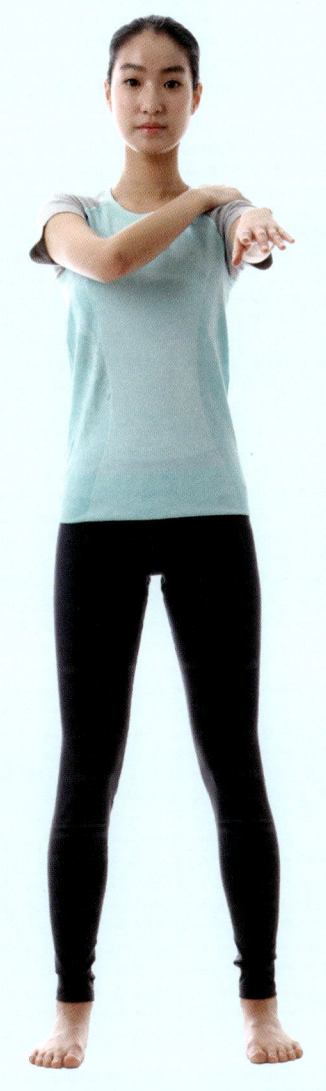

2-8 반대순서

요령

손을 반대로 어깨, 손바닥, 손등, 엄지, 새끼손가락.
동작 순서를 반대로 하면 된다.

ⓛ 가슴 두드리기

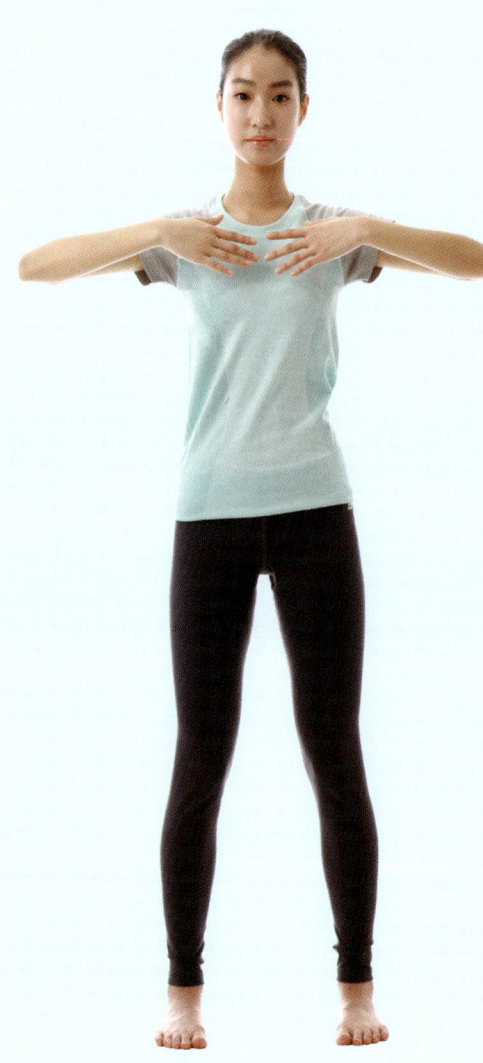

가슴 두드리기

요 령

가슴을 수직으로 5등분으로 나누어서 양옆으로 두드린다.

효 과

가슴을 두드리다 보면 아픈 부위가 있다면 건강이 좋지 않다는 신호이다. 과도한 스트레스나 운동부족으로 인하여 아픈 부위가 발생한다.

준비 선체조

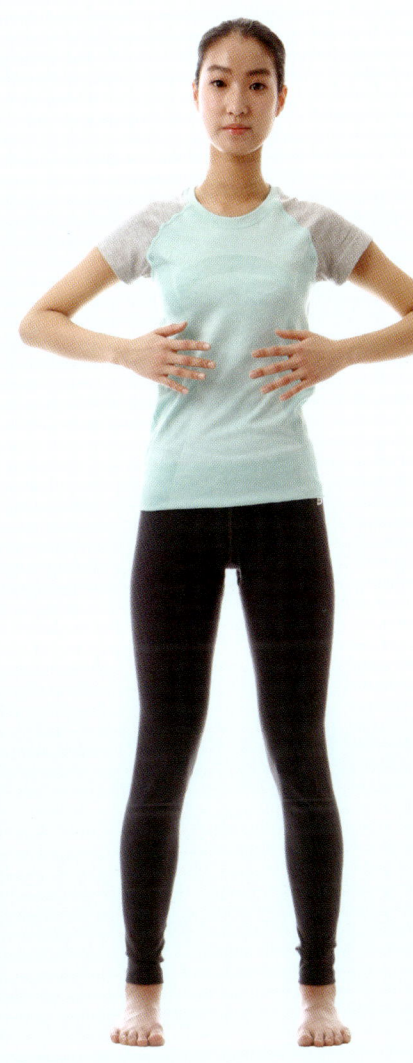

3-1 양옆으로

요령

가슴 양 옆으로 내려가면서 손바닥으로 두드려준다.

효과

가슴이 시원해지고 마음이 편안해진다.
마음의 병(화병)을 예방한다.

03 가슴 두드리기

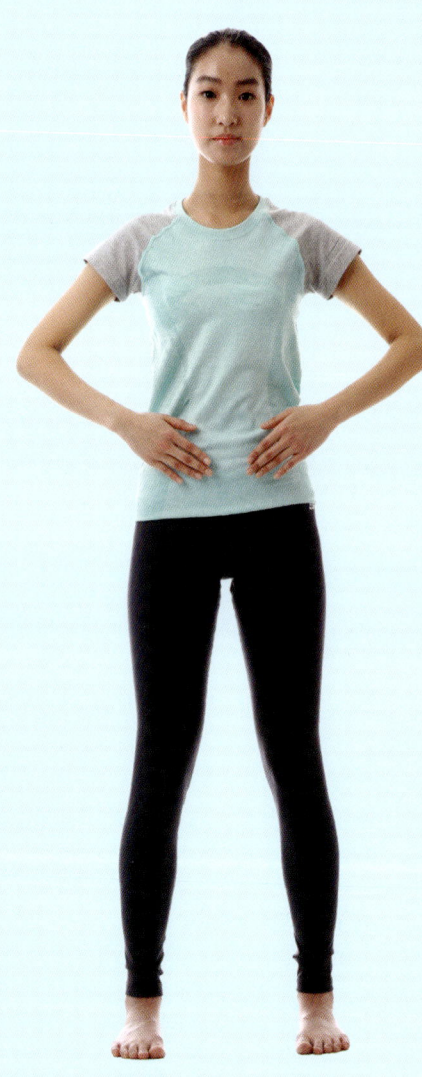

3-2 앞으로

요령

옆에서 조금 안쪽으로 손을 이동하여 올라오면서 두드린다.

효과

마음의 병(화병)을 예방한다.

준비 선체조

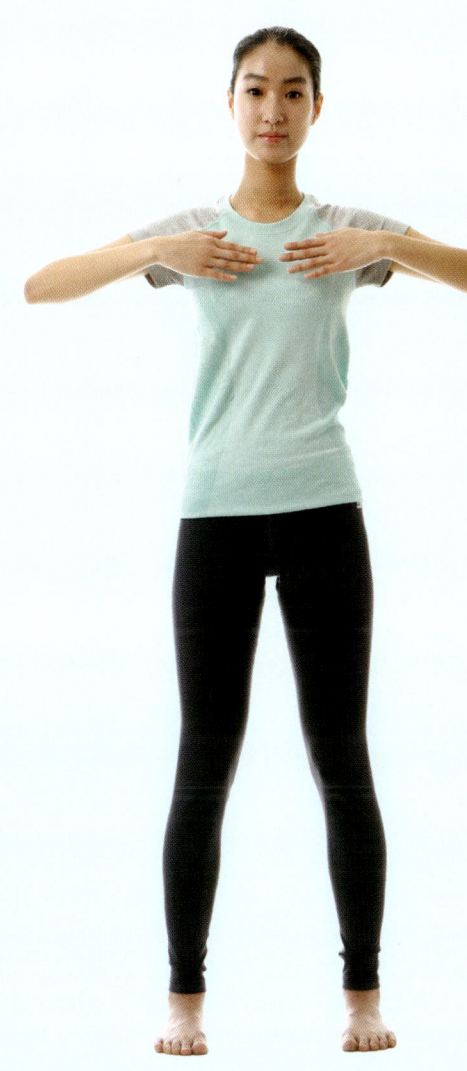

3-3 가슴

요령

다시 가슴을 두드리는데 이전보다 조금 더 강하게 두드린다.

효과

가슴이 시원해지고 마음이 편안해진다.
마음의 병(화병)을 예방한다.

03 가슴 두드리기

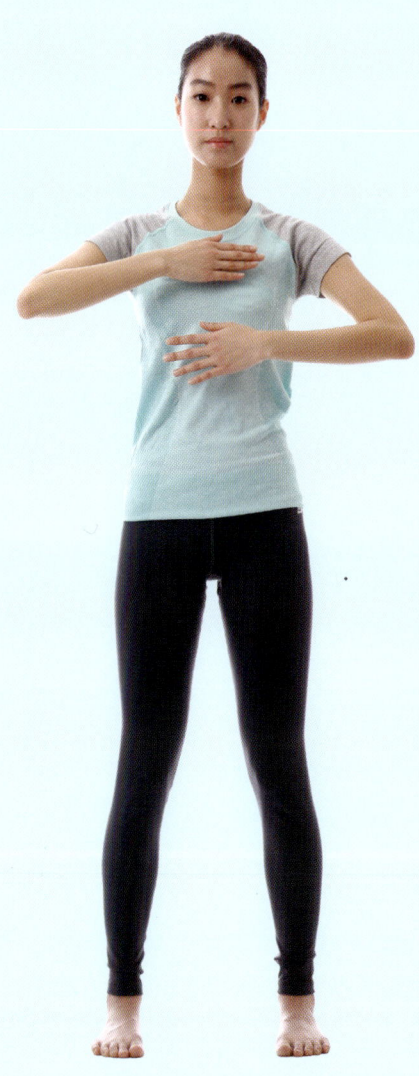

3-4 임맥

요령

목 밑으로 일자로 내려가면서 두드린다. 가슴이 막히면 이미 등도 막힌 경우가 대부분이다. 가슴이 후련해지면 등도 같이 풀린다.

효과

가슴이 시원해지고 마음이 편안해진다.
마음의 병(화병)을 예방한다.

준비 선체조

04 하체 두드리기

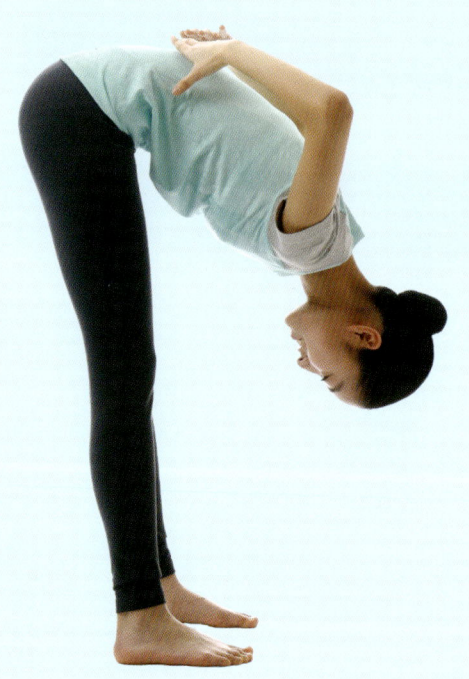

4-1 신장

요령

배의 등쪽에 쌍으로 있는 신장 부위 아래 위로 두드려서 자극을 준다.

효과

신장 기능을 강화한다.
허리부분 경직현상이나 압통을 해소한다.

준비 선체조

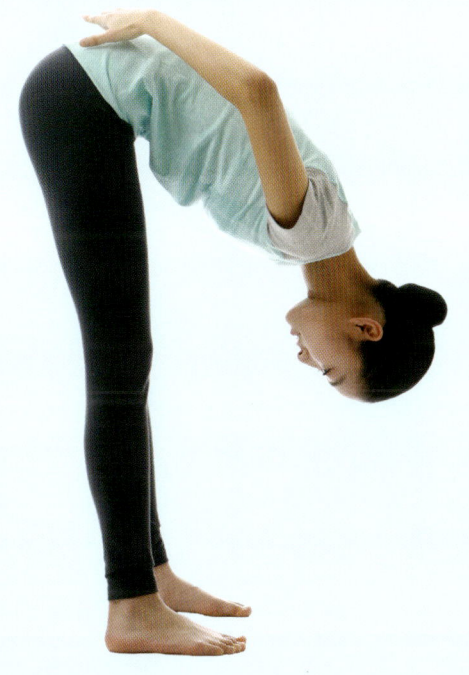

4-2 엉덩이

요령

엉덩이 선 따라서 두드린다.
팔과 같이 기혈의 흐름따라 두드려 기의 소통을 원활하게 해준다.

04 하체 두드리기

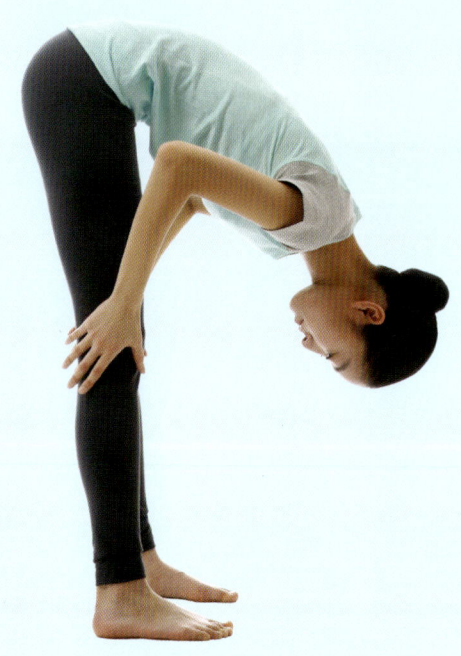

4-3 다리 양옆

요령

양옆 바지 재봉선을 따라 내려오면서 두드린다.

준비 선체조

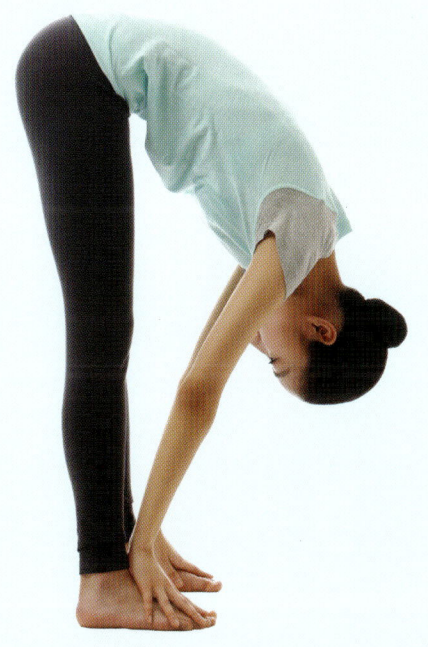

4-4 발등

요령

발등에서 안쪽으로 들어갑니다.

04 하체 두드리기

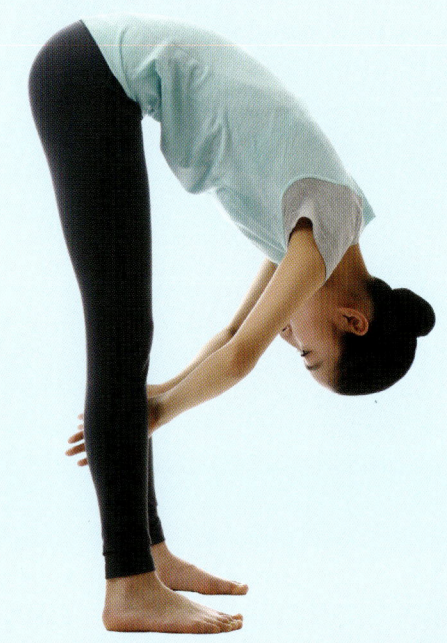

4-5 다리 안쪽

요령

허벅지 안쪽을 두드리며 올라오면서 무릎쪽으로 이동한다.

▎준비 선체조

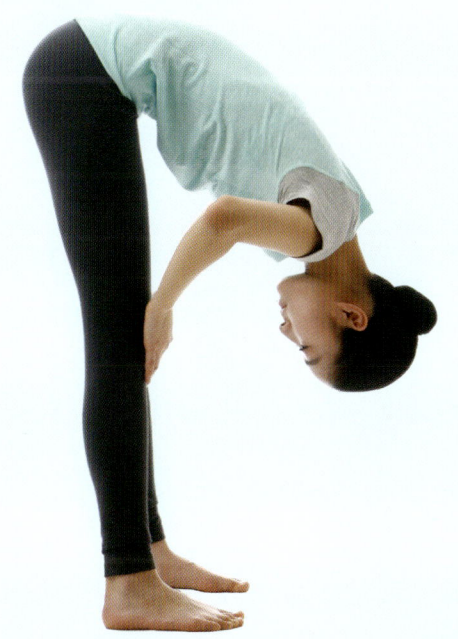

4-6 무릎

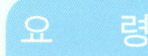

무릎에서 밑으로 내려가서 두드리며 발등에서 뒤로 돌아 이동한다.

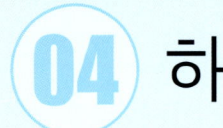 하체 두드리기

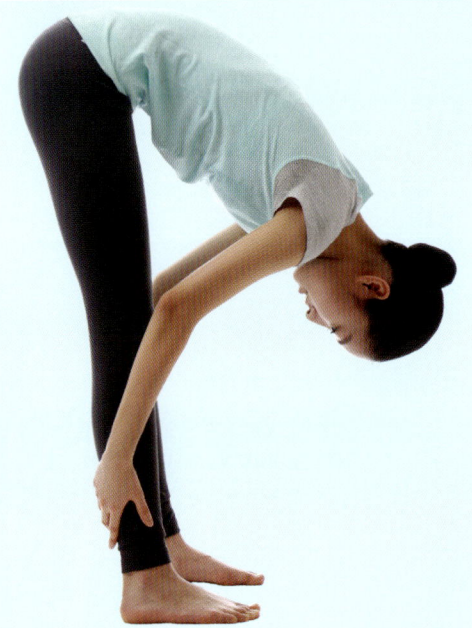

4-7 다리 뒤쪽

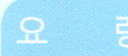

장단지와 대퇴근들 두드리며 기마자세를 취한다.

준비 선체조

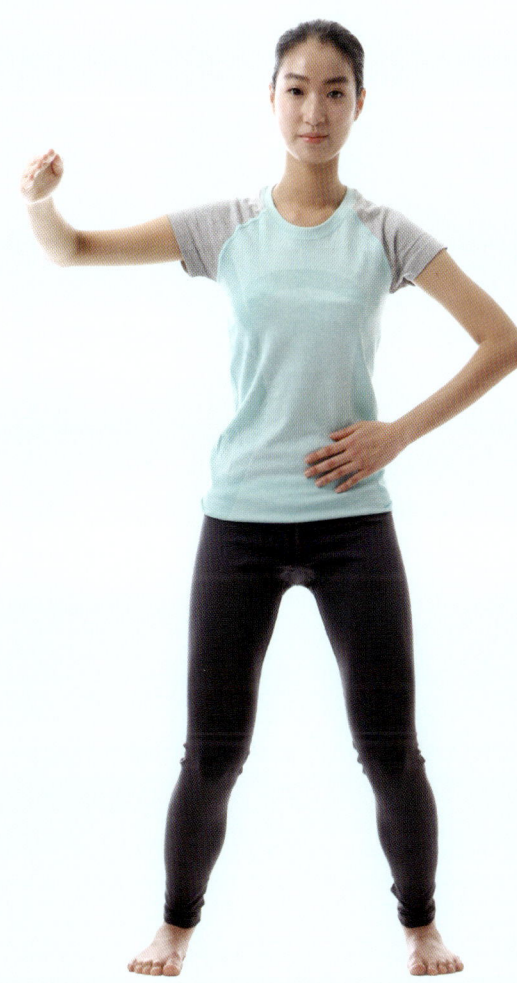

4-8 단전 두드리기

요령

양다리를 어깨 너비로 벌리고 무릎을 살짝 구부린다.
아랫배에 살짝 힘을 주고 양손을 오목하게 만든 후 배꼽아래 단전을 강하게 두드린다.

효과

전신에 기를 돌게 하고 아랫배를 따뜻하게 해준다.
변비, 소화불량 예방한다.
고혈압, 뇌졸중 예방에 탁월하다.

⑤ 무릎운동

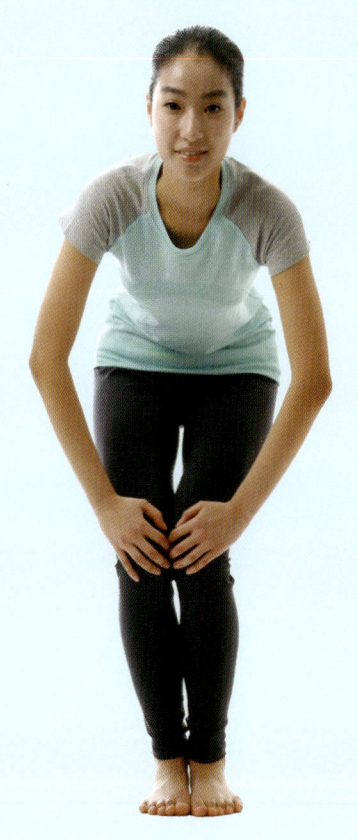

5-1 무릎 굽혀펴기

요령

손가락으로 무릎 슬개골을 둥그렇게 누르고 무릎을 굽혔다 다시 천천히 편다.

효과

무릎 관절을 부드럽게 한다.
다리 근력을 강화한다.
하반신의 저림, 신경통 예방및 치료를 한다.

준비 선체조

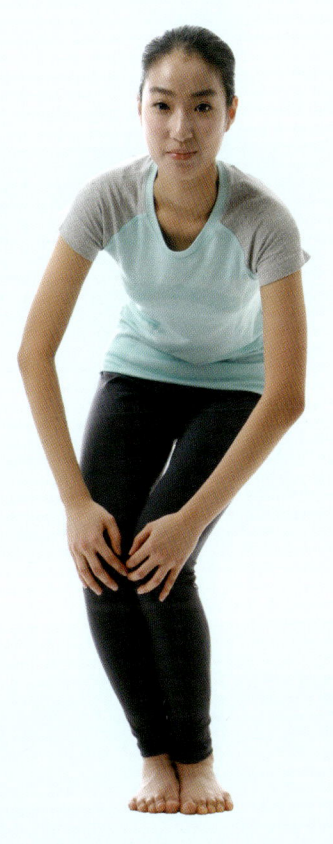

5-2 무릎 돌리기

요령

손가락으로 무릎 슬개골을 둥그렇게 누르고 무릎을 좌우로 돌린다.

효과

무릎 관절을 부드럽게 한다.
하반신의 저림, 신경통 예방 및 치료에 도움된다.

05 무릎운동

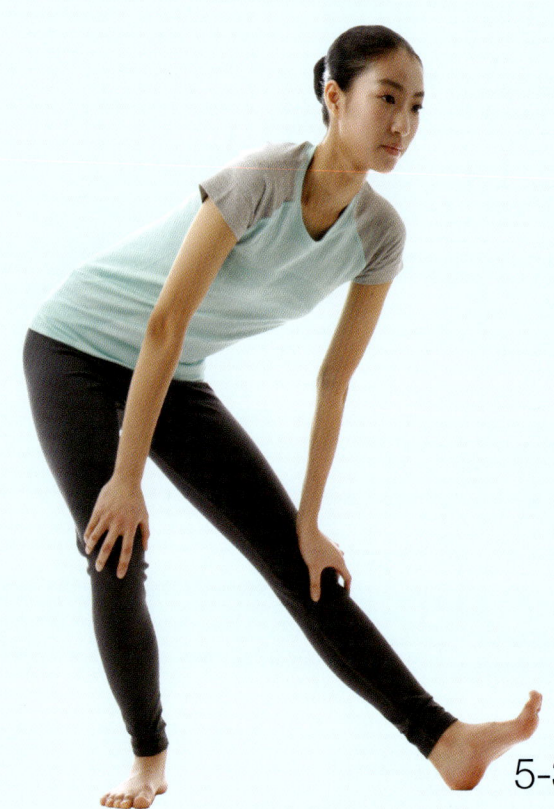

5-3 반무릎 펴기

요 령

허리를 펴고 앞으로 다리를 내밀어 오금이 당기도록 몇 번 가볍게 누른다. 좌·우 번갈아 가면서 반복한다.

효 과

하반신의 저림, 신경통 예방및 치료를 한다.

준비 선체조

06 허리운동

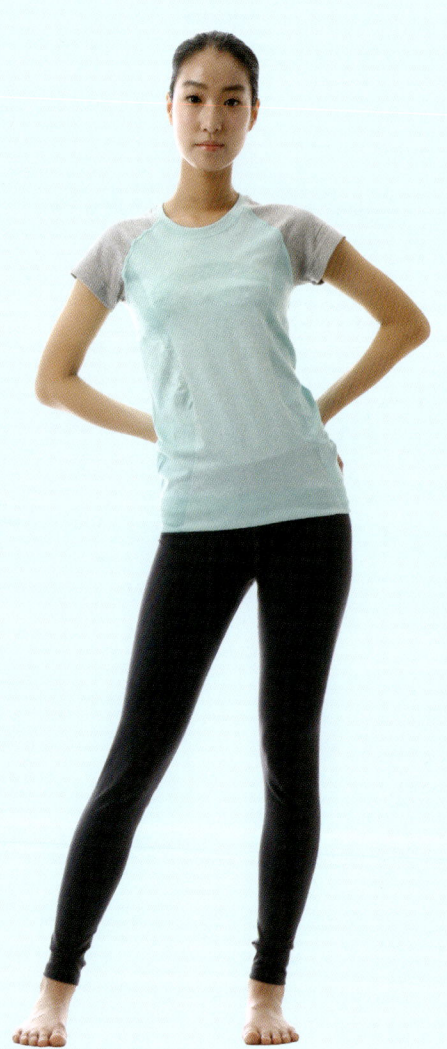

6-1 골반 고르기

요령

양손바닥을 뒷골반 위에 대고 대퇴부를 크게 원을 그리면서 좌·우로 돌려준다.

효과

골반을 교정해준다.

준비 선체조

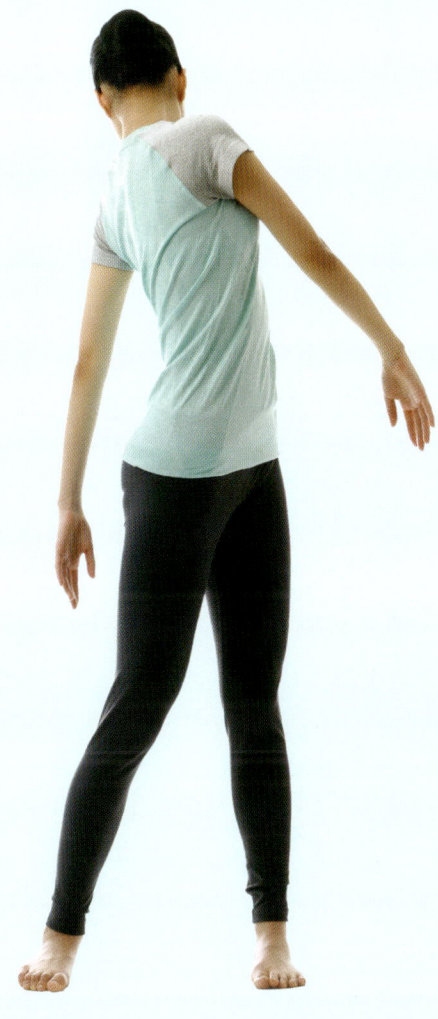

6-2 허리 돌리기

요령

양발바닥을 11자로 선자세로 팔과 같이 상체 돌려 반대편 발뒷꿈치를 보고 좌·우로 허리를 돌린다.

효과

몸통과 다리의 전반적인 관절을 부드럽게 해준다.
내장이 제 위치를 찾아 안정되게 한다.
허리의 유연성을 향상시킨다.

06 허리운동

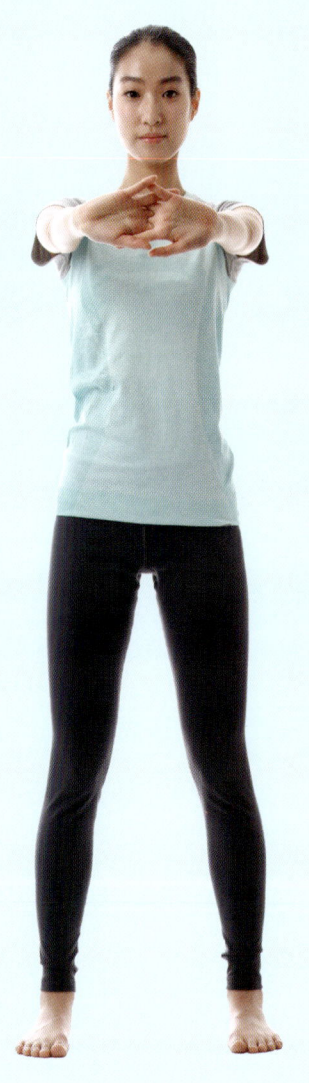

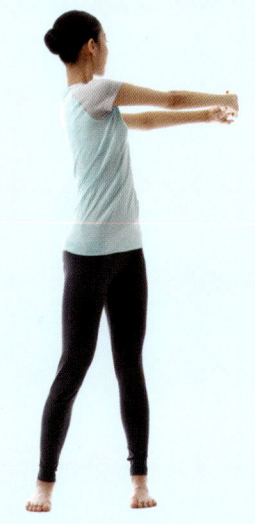

6-3 양손 깍지 끼고 좌·우로 틀기

요 령

양손을 깍지 끼고 팔꿈치를 어깨 높이 만큼 올린 뒤 상체를 뒤 좌우로 튼다.

효 과

척추 균형. 척추측만증 교정해준다.
허리 군살제거로 균형잡힌 몸매를 유지한다.

준비 선체조

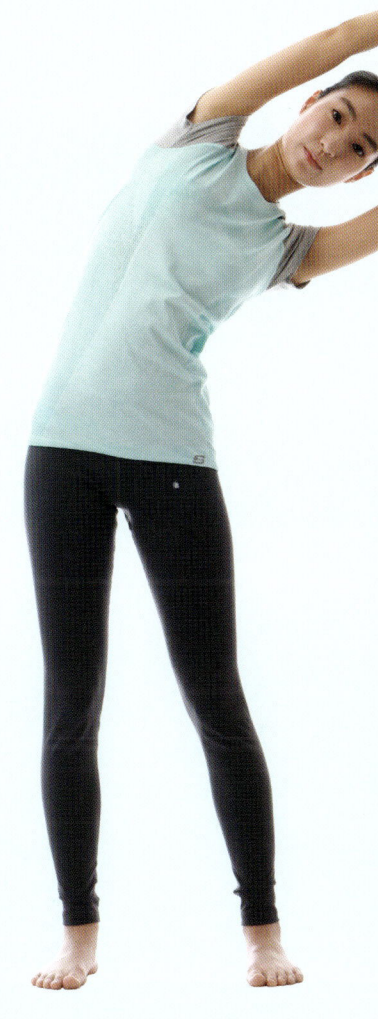

6-4 양손 깍지 끼고 좌·우로 숙이기

요령

양손을 깍지 끼고 팔꿈치를 위로 쭉 뻗어 올린다. 좌우로 상체를 기울인다.

효과

척추의 측면을 늘려 척추 균형. 척추 측만증 교정해준다.
허리관절을 부드럽게 해준다.

06 허리운동

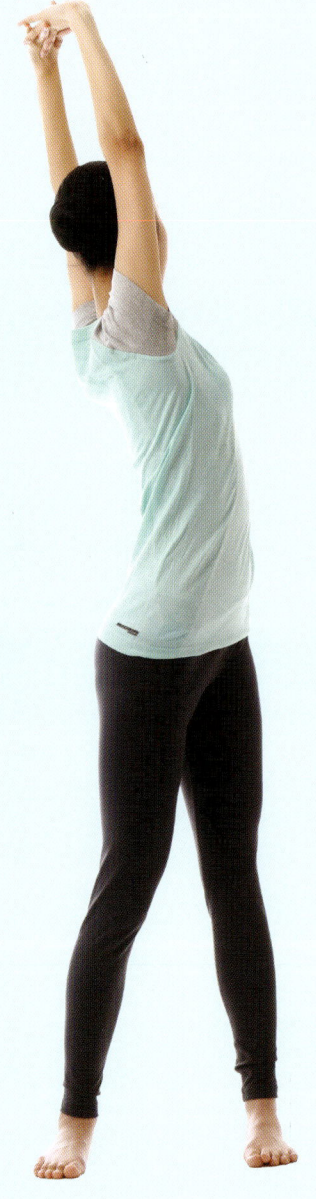

6-5 양손 깍지 끼고 좌·우로 몸통틀기

요령

양손을 깍지 끼고 팔꿈치를 위로 쭉 뻗어 올린다.
좌우로 상체를 천천히 틀어준다.

효과

척추 균형. 척추측만증 교정해준다.

준비 선체조

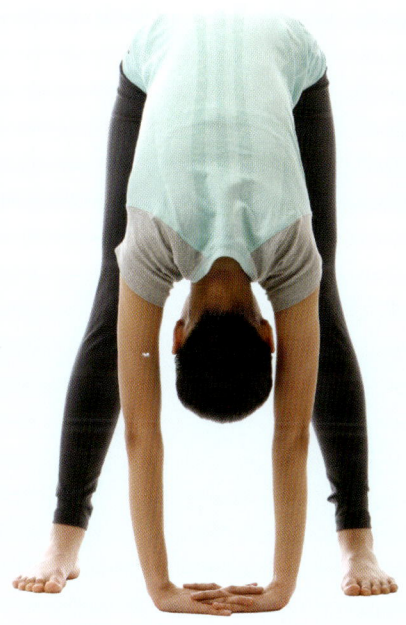

6-6 양손 깍지 끼고 앞으로 숙이기

요령

두 발을 어깨 너비로 벌리고 깍지 낀 상태로 허리를 앞으로 숙여 손바닥이 바닥에 닿도록 한다.

효과

경추, 흉추, 요추를 자극. 심폐기능을 활발하게 한다.
허리와 몸통의 유연성을 길러준다.

06 허리운동

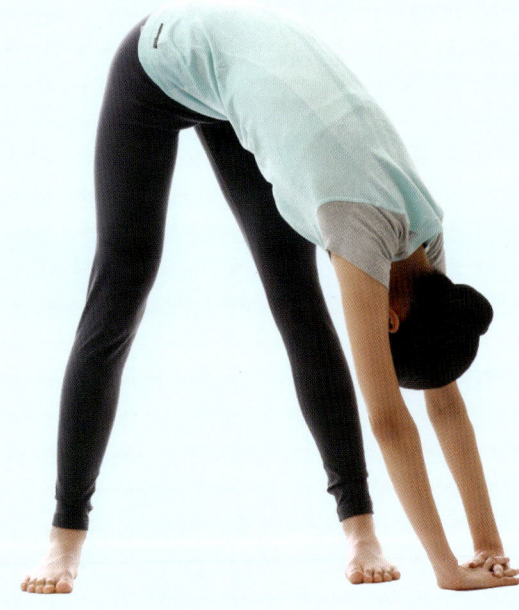

6-7 양손 깍지 끼고 좌·우로 숙이기

요령

두 발을 어깨 너비로 벌리고 깍지 낀 상태로 허리를 좌·우로 숙여 손바닥이 바닥에 닿도록 한다.

효과

척추 균형. 척추측만증 교정해준다.

준비 선체조

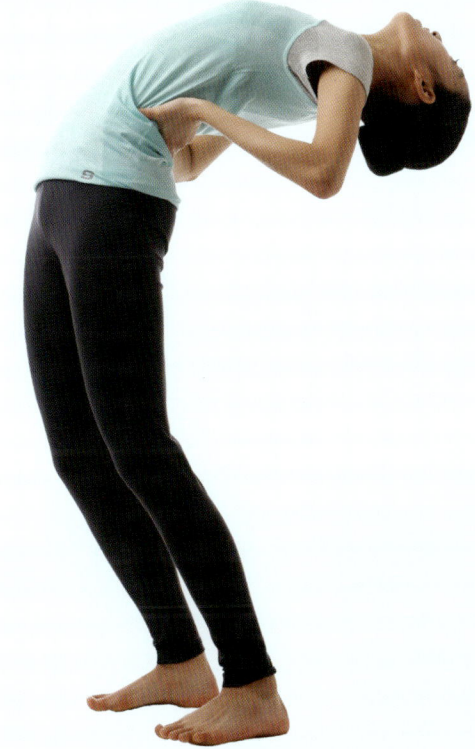

6-8 뒤로 등배젖히기

요령

두 발을 어깨 너비로 벌리고 허리를 뒤로 젖힌다.

효과

경추, 흉추, 요추를 자극. 심폐기능을 활발하게 한다.
허리와 몸통의 유연성을 길러준다.

07 발운동

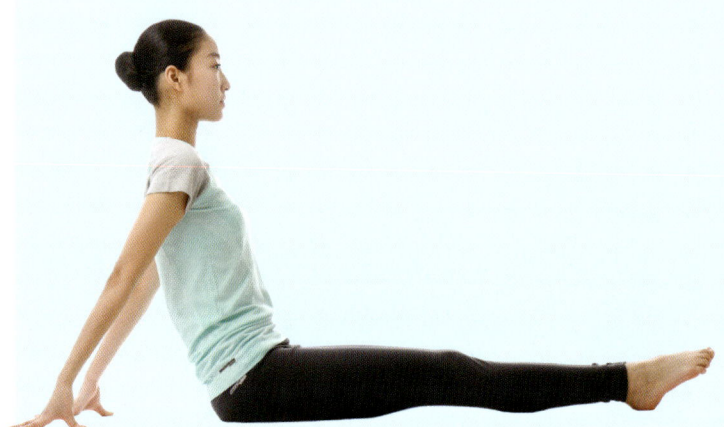

7-1 발목 앞뒤로 젖히기

요령

앉은 자세는 앞으로 생활에서도 손가락으로 짚는 습관을 들이는 게 좋다. 다음 운동 동작은 빠르게 할 수 있으며 손가락을 자극시키면 오장 육부가 건강해진다.

효과

발목을 튼튼하게 하여 삐거나 접질린 부상을 예방한다.

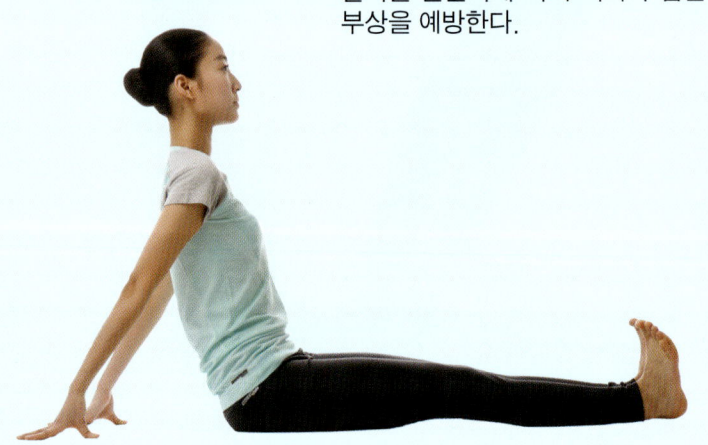

┃ 준비 선체조

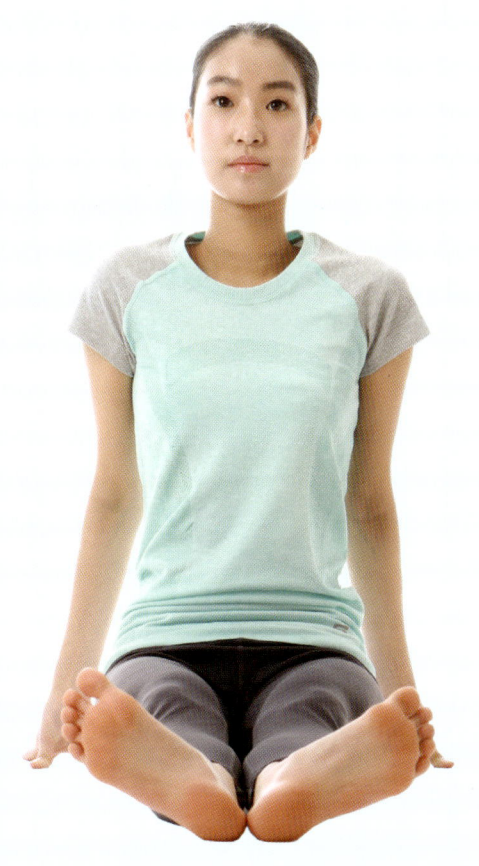

7-2 발목 부딪히기

요령

다리를 쭉 펴고 손은 뒤로 짚는다. 발 뒤꿈치를 붙이고 발을 빠르게 부딪친다.

효과

고관절과 골반의 통증을 완화 시킨다.

07 발운동

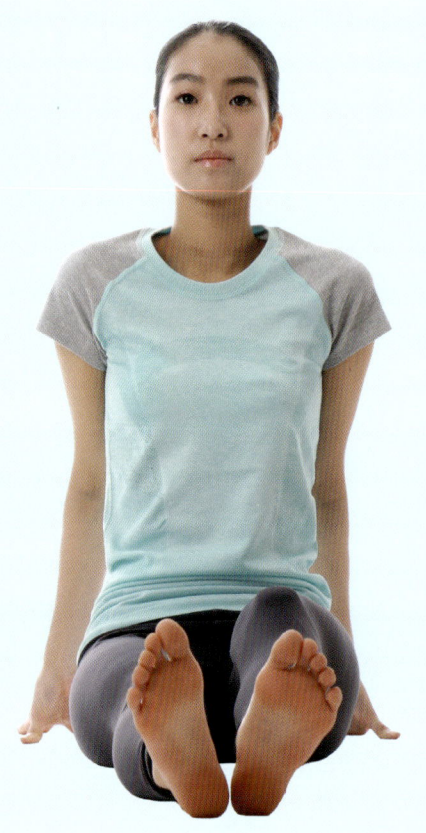

7-3 발뒷근육 풀기

요령

다리를 쭉 펴고 손은 뒤로 짚는다. 다리 종아리를 올렸다 내렸다 빠르게 반복한다.

효과

경직된 다리 근육을 풀어준다.

준비 선체조

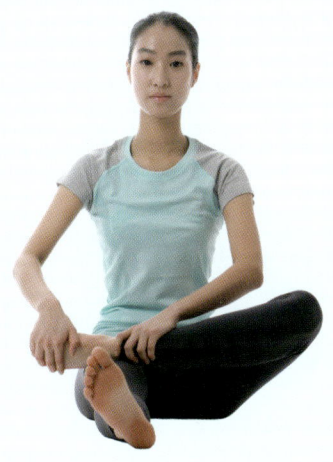 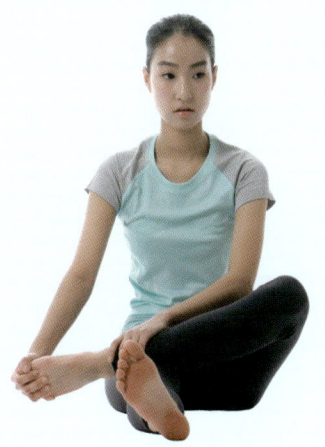

7-4 발목 앞뒤로 젖히기

요령

오른발을 쭉 펴고 왼발을 당겨서 무릎 위에 얹는다. 발목을 젖힌다.

효과

다리의 혈액 순환을 도와준다.
피로회복에 도움이 된다.

07 발운동

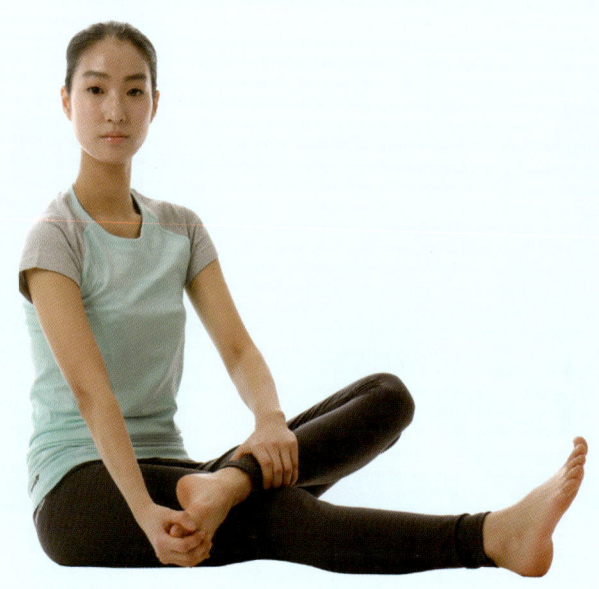

7-5 발목 돌리기

요 령

왼손으로 왼발목을 꽉 잡고서 아킬레스건을 자극시키면서 천천히 회전시킨다.

효 과

발목 뼈 관절을 부드럽게 하고 발목인대 강화시킨다.
발목 부상을 예방한다.

▍준비 선체조

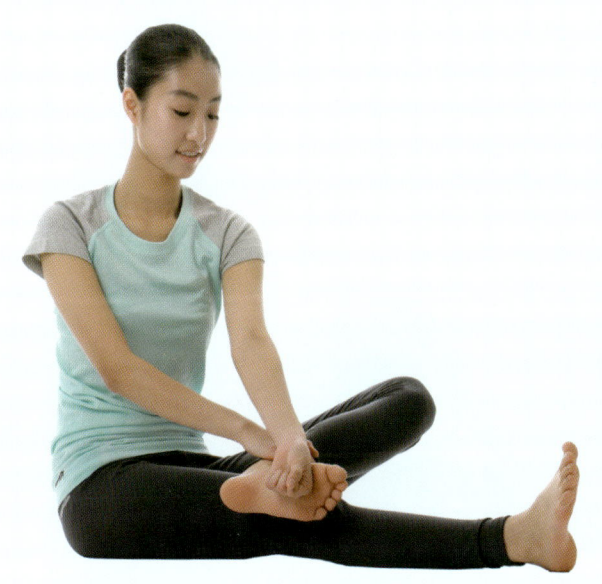

7-6 발바닥 두드리기

요령

오른발을 쭉 펴고 왼발을 당겨서 무릎 위에 얹어 용천혈을 주먹으로 강하게 때린다.

효과

발바닥의 경혈들을 자극하여 신체의 각 기능을 강화시킨다.

07 발운동

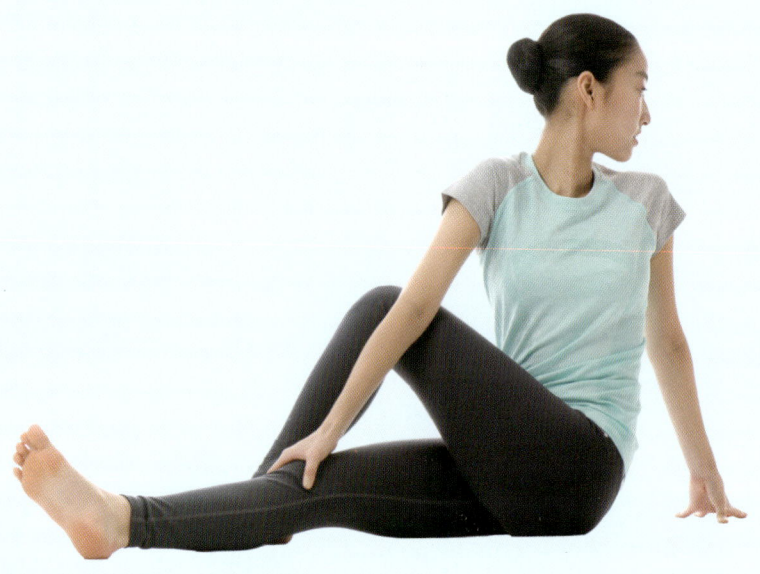

7-7 무릎세우고 상체틀기

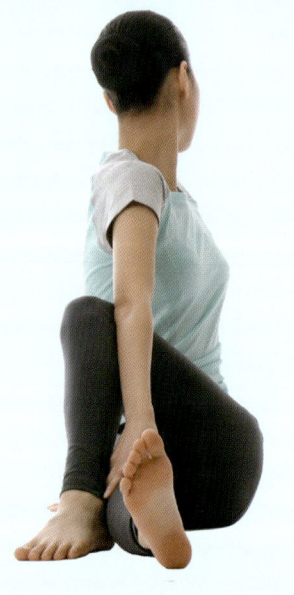

요 령

오른손 팔꿈치를 왼쪽 무릎 아래로 대고 왼손을 척추선 뒤로 손가락으로 바닥을 짚고서 척추 밑에서부터 허리를 틀어 돌려주면서 뒤를 본다.

효 과

척추신경과 인대를 자극하여 허리디스크 치료 및 예방한다.
허리와 복부 지방을 제거하여 준다.
고관절을 교정해준다.

준비 선체조

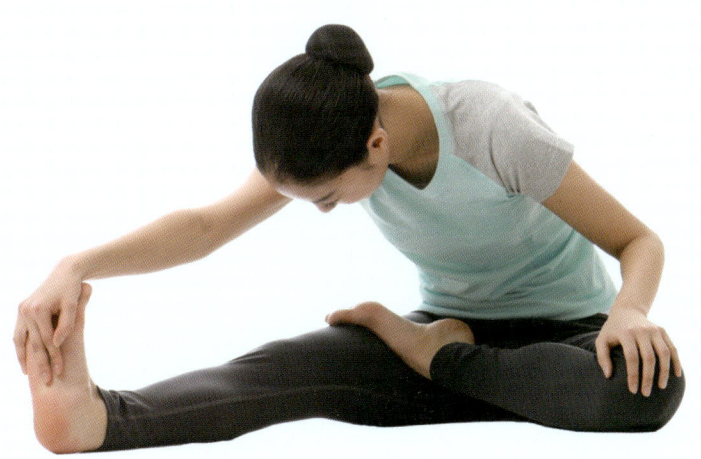

7-8 발끝 잡아당기며 무릎누르기

요령

오른발을 쭉 펴고 왼발을 당겨서 무릎 위에 올려놓는다. 천천히 상체를 굽혀서 오른발가락을 잡고 가슴 방향으로 당긴다.(반대쪽도 동일하게 한다.)

효과

허리근육을 강화 시킨다.
늑골과 척추교정이 된다.

08 양다리벌리기

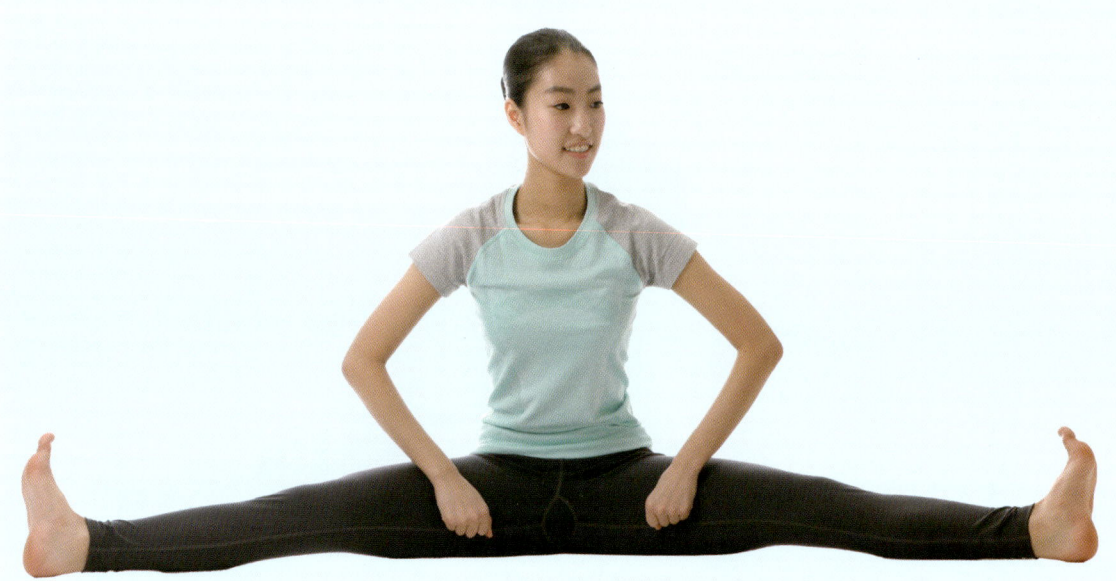

8-1 사타구니 주먹으로 두드리기

요령

두 다리를 좌우 일직선이 되도록 벌리며 엉덩이를 바닥에 밀착시킨다. 두 주먹으로 사타구니를 고르게 두드린다. 스스로 아픈 부위를 찾아가면서 주먹으로 더 두드린다.

효과

노화 방지해준다.(성기능 향상, 비뇨기계 기능이 좋아진다.)
괄약근 강화로 요실금 치료 및 예방.

준비 선체조

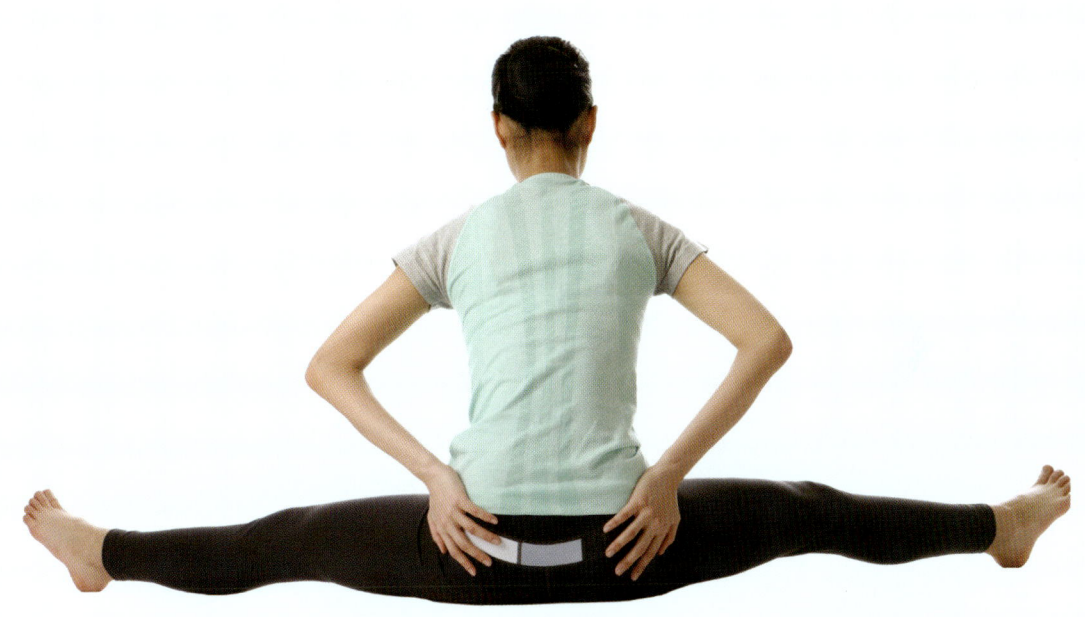

8-2 엉덩이관절 두드리기

요령

두 다리를 좌우 일직선이 되도록 벌리며 엉덩이를 바닥에 밀착시킨다. 두 손바닥으로 엉덩관절(고관절)을 두드린다.

효과

고관절을 부드럽게 해준다.

08 양다리벌리기

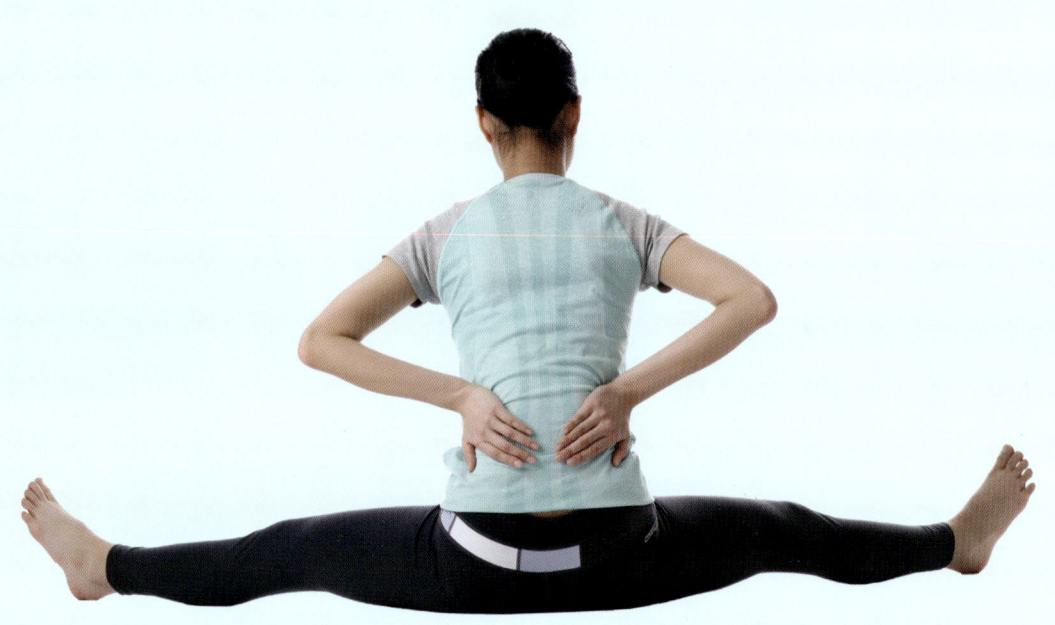

8-3 허리 두드리기

요령

두 다리를 좌우 일직선이 되도록 벌리며 엉덩이를 바닥에 밀착시킨다. 두 손바닥으로 허리를 두드린다.

효과

허리를 부드럽게 해준다.
허리 통증 해소한다.

준비 선체조

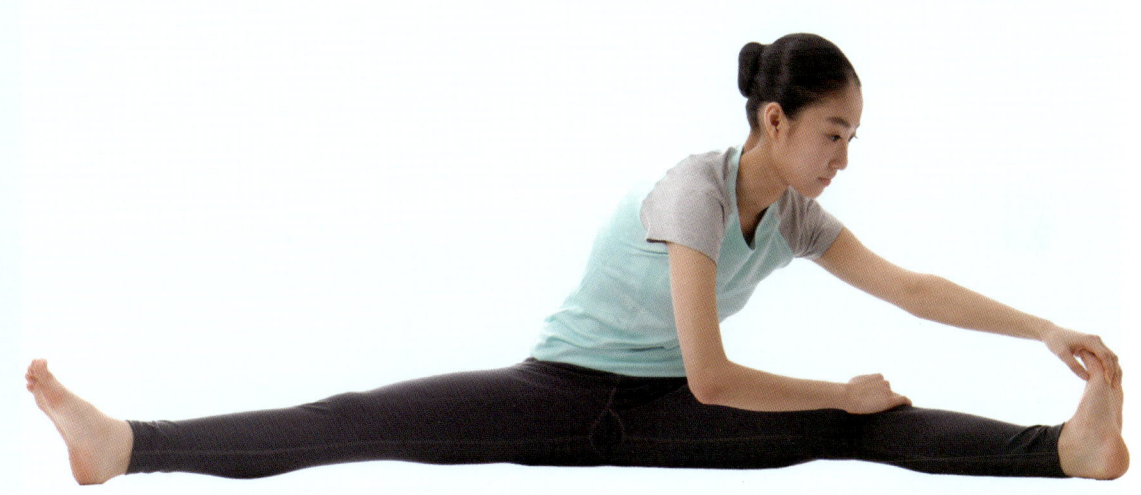

8-4 상체 숙여 한손으로 발끝잡기

요령

두 다리를 좌우 일직선이 되도록 벌리며 엉덩이를 바닥에 밀착시킨다. 옆구리를 숙이며 발끝을 잡는다. 초보자일 경우는 무릎이나 발목을 잡아도 된다.

효과

허리근육 강화한다.

08 양다리벌리기

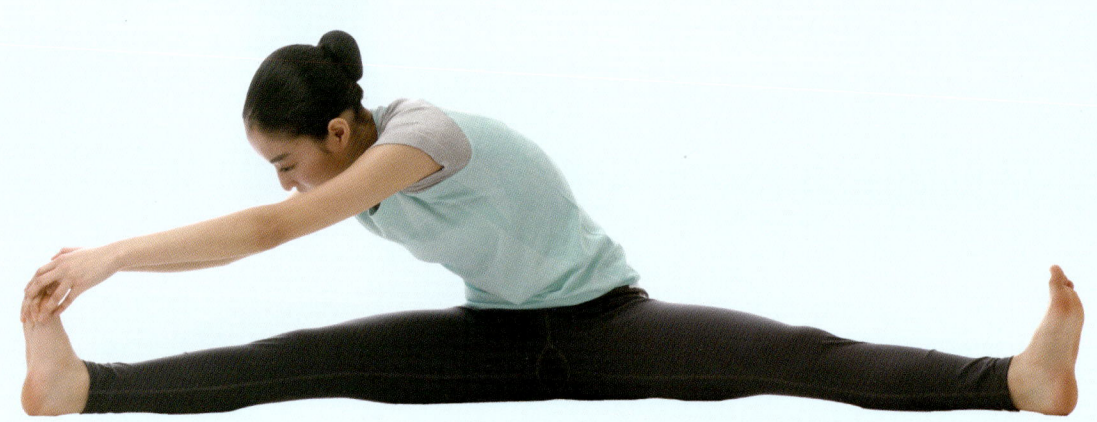

8-5 상체 숙여 두손으로 발끝잡기

요령

8-4번을 조금 더 강하게 하는 동작이다.

효과

발목을 강화 시켜주고 발목을 삐는 것을 예방해준다.

준비 선체조

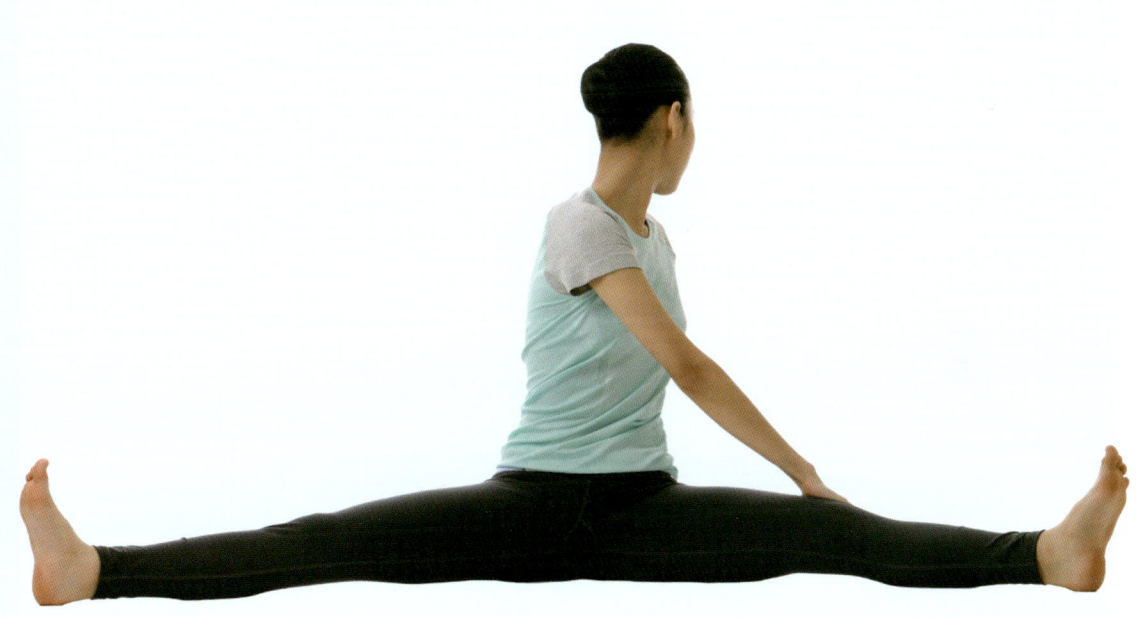

8-6 허리 좌우로 틀어 뒤보기

요령

허리를 펴고 척추가 일직선에 가깝게 하면서 요추 부위를 밀어주는 느낌으로 뒤를 본다.

효과

허리를 유연하게 하면서 디스크 부위를 강화한다.

08 양다리벌리기

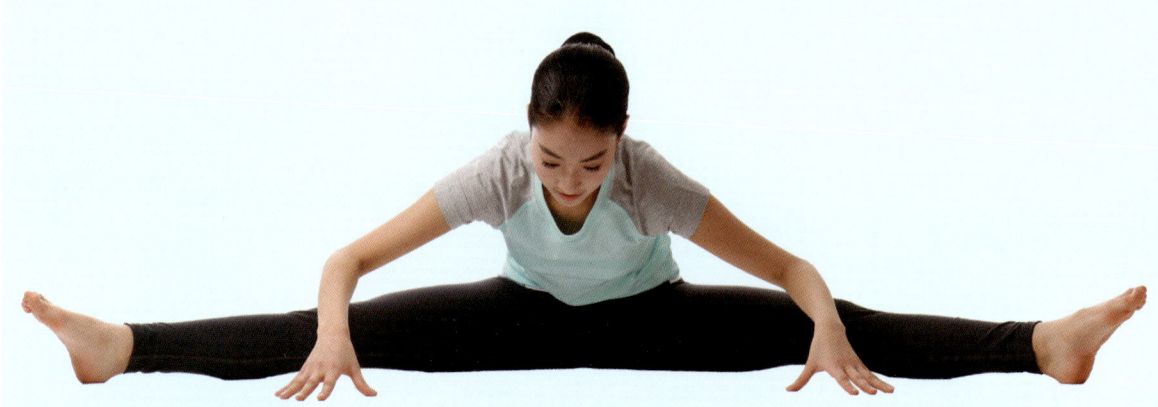

8-7 상체 앞으로 숙이기

요령

두 다리를 좌우 일직선이 되도록 벌리며 엉덩이를 바닥에 밀착시킨다. 양손 손가락으로 바닥을 짚고 앞으로 숙여준다. 등을 곧게 펴고 앞으로 숙인다.

효과

고관절을 풀어주고 골반의 위치를 교정해준다.
척추기립근을 강화시킨다.
대퇴내근을 강화시킨다.

준비 선체조

09 골반교정운동

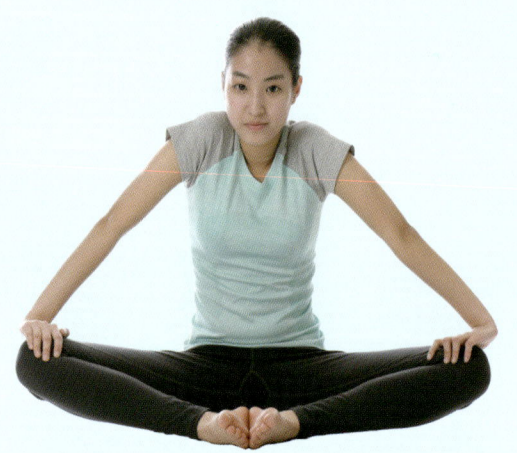
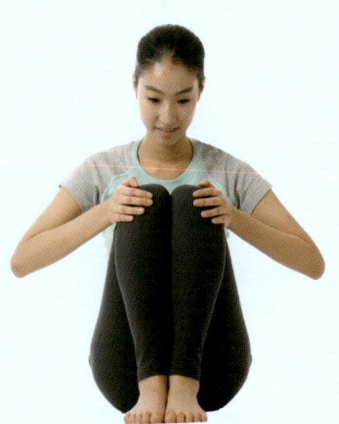

9-1 양무릎 누르기 모아주기

요령

손끝은 안으로 향하고 팔꿈치는 펴고 양발바닥을 서로 붙인다. 발뒤꿈치 부분을 회음 쪽으로 당겨서 무릎을 누르기한 뒤 모아준다.

효과

발목 뼈 관절을 부드럽게 하고 발목인대 강화시킨다.
발목 부상을 예방한다.

준비 선체조

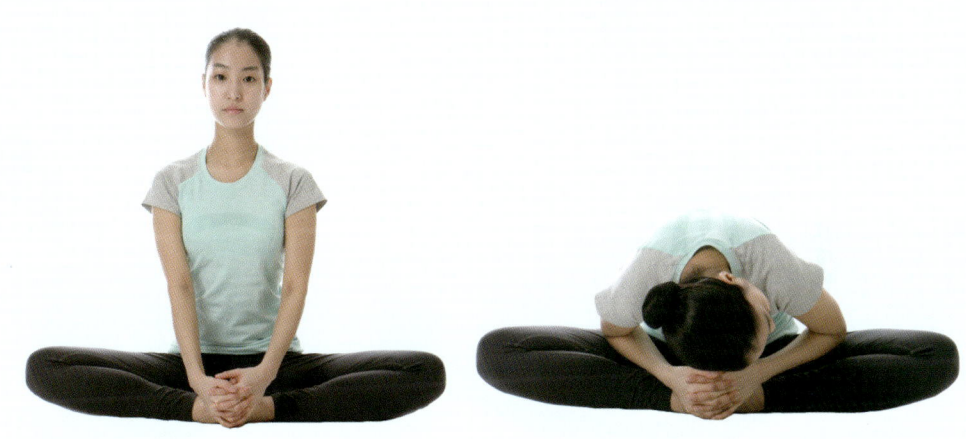

9-2 양발 뒤꿈치 당기고 상체 숙이기
(앞 ⇨ 좌 ⇨ 우)

요 령

양쪽 발가락을 잡고 발꿈치를 회음부 가까이 당긴다. 머리를 하늘 방향으로 쭉 늘려 빼주는 느낌으로 허리를 곧게 펴고 요추부위를 밀어주어 숙이면서 내려간다. 앞으로 좌로 우로 운동한다.

효 과

발바닥의 경혈들을 자극하여 신체의 각 기능을 강화시킨다.

⑨ 골반교정운동

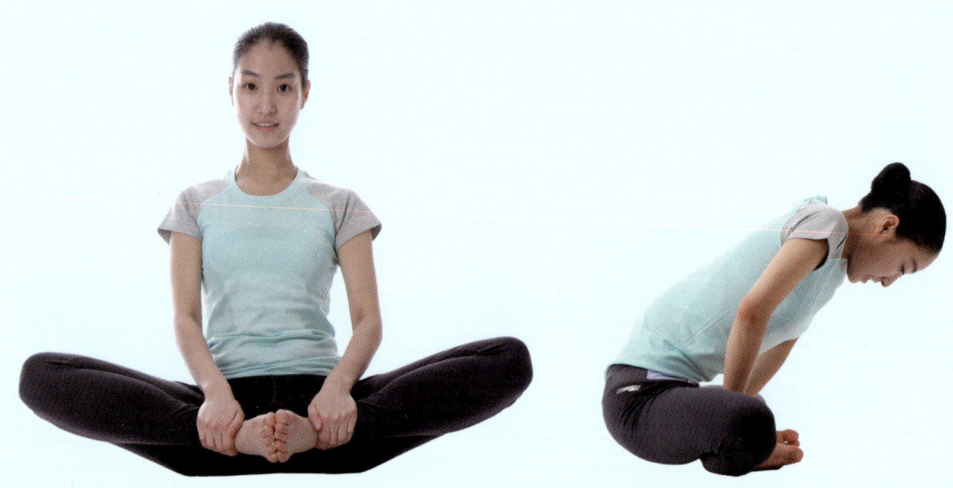

9-3 양발목 두손으로 잡고 엉덩이 들기

요령

양발바닥을 마주대어 회음 가까이 당기면서 발목을 잡는다. 발목만 잡고서 엉덩이를 들었다 놓았다를 반복한다.

효과

틀어진 골반을 교정하고 골반 통증을 완화한다.
전립선염, 요실금 등과 같은 배뇨장애 예방에 도움이 된다.

준비 선체조

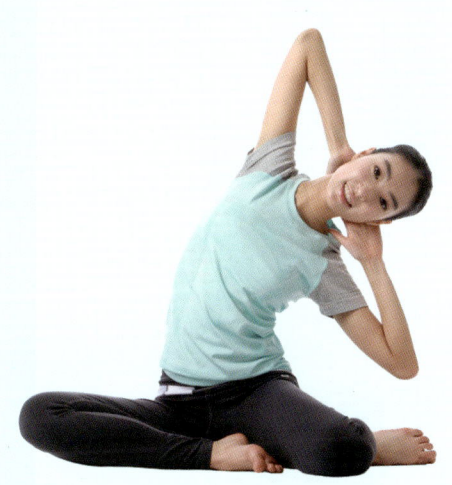
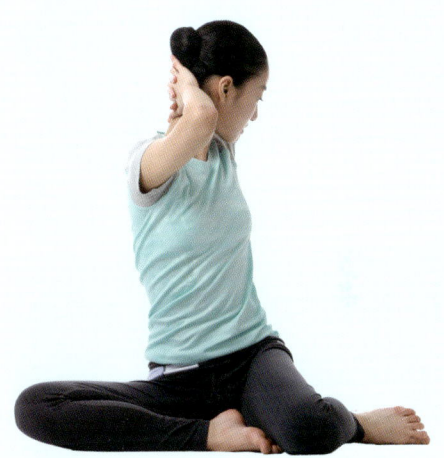

9-4 머리뒤 양손 깍지 끼고
  왼발 밖으로 돌리고
  상체 오른쪽으로 틀기

요 령

좌측 무릎은 꿇고 우측 발을 좌측 무릎 부분에 댄다. 우측 팔꿈치를 보면서 상체를 우측으로 틀어 돌린다. 이때 발은 ㄱ자 모양을 유지한다.

효 과

틀어진 골반을 교정하고 골반 통증을 완화한다.
전립선염 등과 같은 배뇨장애 예방에 도움이 된다.
허리 군살제거로 비만 방지한다.

 무릎꿇고 운동

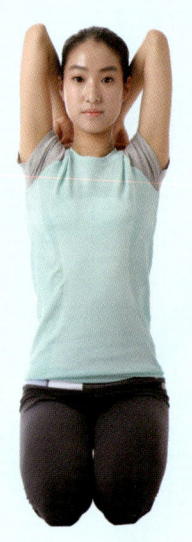
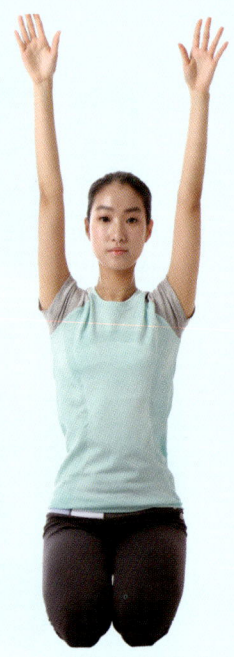

10-3 어깨 돌리기 (작게 크게)

요 령

양손을 어깨에 대고 팔꿈치를 머리 가까이 대고 원을 크게 그리며 돌린다. 손을 털듯이 던진다.

효 과

어깨 결림 해소한다.

준비 선체조

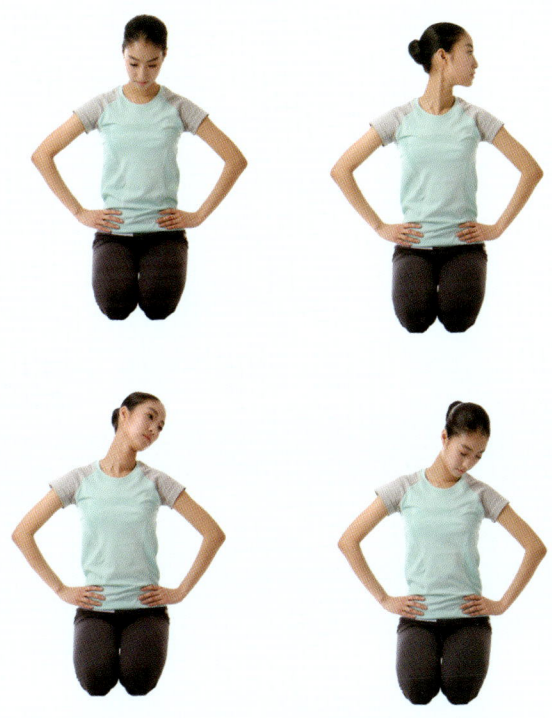

10-4 목운동

요령

머리를 하늘 방향으로 쭉 뽑는 느낌으로 마음으로는 목뼈 하나하나의 움직임을 집중하면서 순서대로 천천히 고개를 돌린다.

효과

목과 어깨의 긴장을 풀고 근육을 유연하고 탄력 있게 한다.
목선을 날씬하게 하며 목주름을 예방한다.

⑩ 무릎꿇고 운동

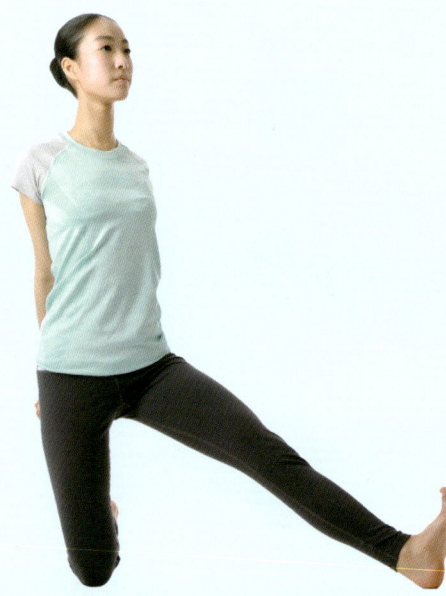

10-5 상체 숙이고 허리 돌리기

요 령

오른발 무릎을 바닥에 꿇고 왼발은 내밀어 쭉 뻗고 발꿈치만 바닥에 댄다. 머리 방향은 가능하면 발끝과 일직선 유지하면서 상체를 서서히 숙인다. 이때 등 뒤로 손바닥을 서로 마주치게 깍지를 낀다.

효 과

척추기립근을 강화하여 허리디스크, 요통 예방및 치료한다.
무릎통증, 관절염에 효과가 있다.
폐활량 증대로 호흡기능 개선한다.

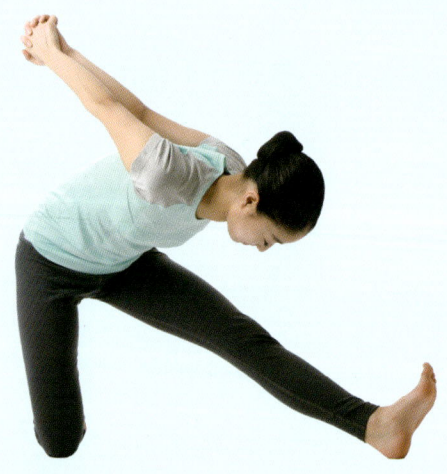

> 준비 선체조

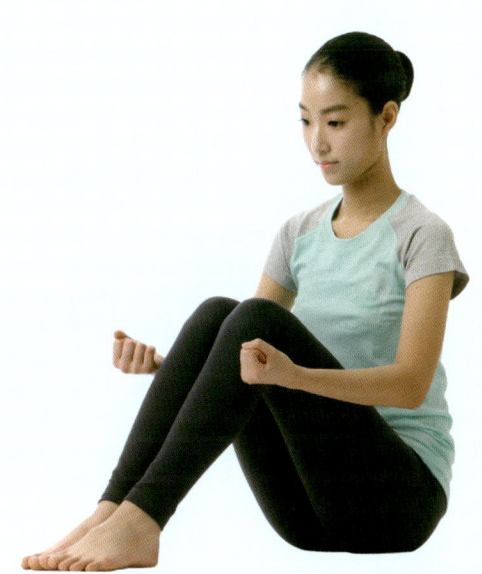

10-6 다리 족삼리 두드리기

요령

앉은 자세를 취하여 무릎을 세우고 주먹으로 족삼리를 두드려준다. 족삼리 혈 부위를 두드린 뒤 다리 내려가면서 올라오면서 두드린다.

효과

족삼리를 자극하면 소화기 계통등이 좋아진다.

 무릎꿇고 운동

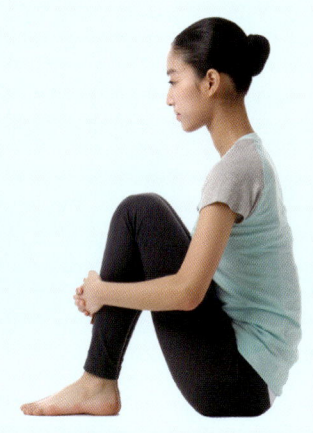
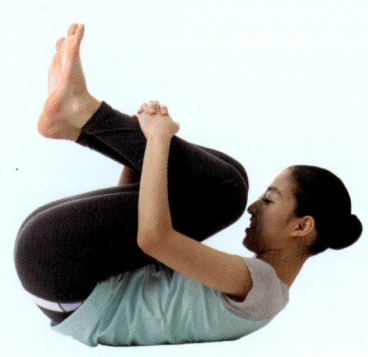

10-7 뒤로 구르기

요 령

앉아서 양다리를 맞붙이면서 무릎을 세운다. 깍지 낀 손으로 두 무릎을 감싸고 가슴에 붙이면서 머리를 숙여 뒤로 구른다. 몸통을 공 굴리듯이 왕복 운동을 한다. 흉추를 오므려 등의 척추뼈가 나오게 하여 신경계와 근육을 자극해 주면 효과가 더 좋다.

효 과

척추 마디, 등의 근육 인대를 자극하여 척추를 부드럽게 해준다.
골반, 흉추, 경추, 요추의 교정효과가 있다.
복근과 허리근육 강화, 피로회복에 좋다.

준비 선체조

02

행선 行禪

큰 대★자로 누워서 혀를 입천장에 대고 마음속으로 배꼽에서 밑으로 5Cm, 안으로 5Cm 위치에 주먹만한 크기의 주머니를 만들어 숨을 들이마시면 아랫배가 볼록하게 나오게 하고 숨을 내쉬면 아랫배가 쑥 가라 앉도록 호흡을 한다. 숨을 들이마시면 우주의 맑은 기운과 행운이 땀구멍으로 빨려 들어오고, 숨을 내쉬면 나의 탁한 기운과 불행들이 빠져나간다.

행선 行禪

01 큰 대大자 눕기 (명상, 참선)

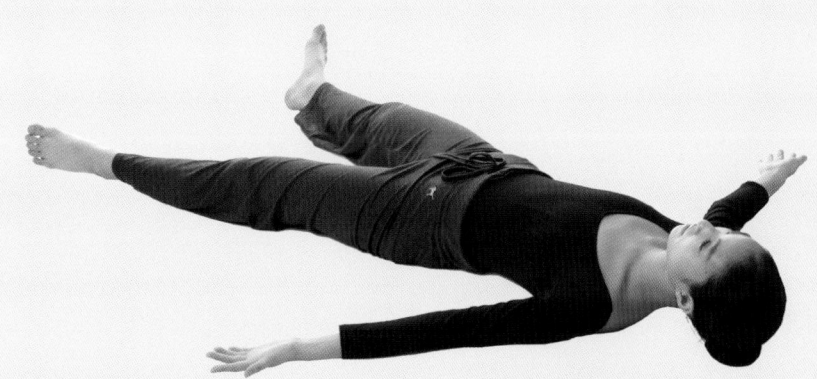

요 령

다리는 어깨너비 만큼 벌려주고 몸이 좌우 대칭이 되도록 팔은 자연스럽게 뻗어준다. 몸과 마음이 완전하게 이완 되도록 한다. 수행 전 자기 자신의 마음과 몸을 관찰하면서 명상을 한다. 진정한 '참 나'의 모습을 찾아라. 이 자세는 행선의 수행 전, 마무리 단계에서 행하는 자세이다.

효 과

호흡과 맥박이 안정되어 깊은 이완 상태에 들어가 몸과 마음이 편안하다.

심신이 이완되면서 근육과 혈관도 이완되어 기혈순환이 잘되게 한다.

ⓜ 합장

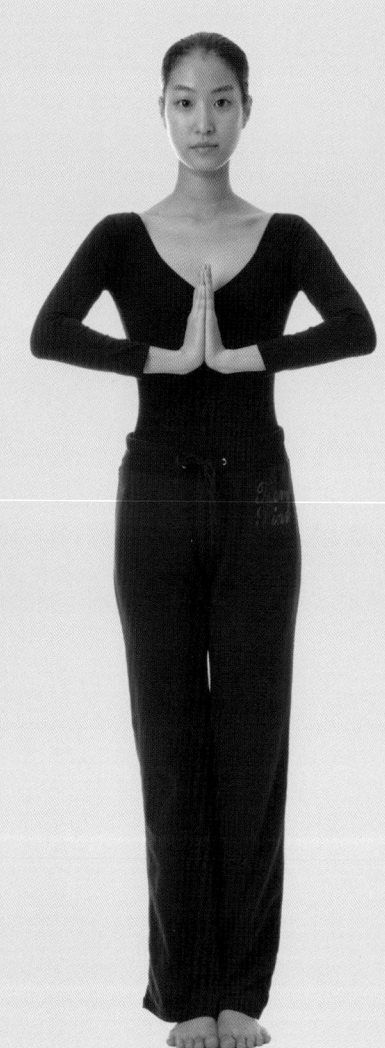

요 령

두발을 모으고 두 손바닥을 합장하여 가슴 중앙에 모은다. 이때 엉덩이가 뒤로 빠져서도 안되고 골반이 앞으로 나가서도 안된다. 척추가 바르게 일직선이 되어야 한다.

의 미

행선을 위한 준비 자세로 몸과 마음을 부드럽게 해준다.

몸과 마음이 둘이 아니고 하나라는 표현이며, 스스로 자신을 낮추는 하심下心의 수행이다.

행선 行禪

③ 반배

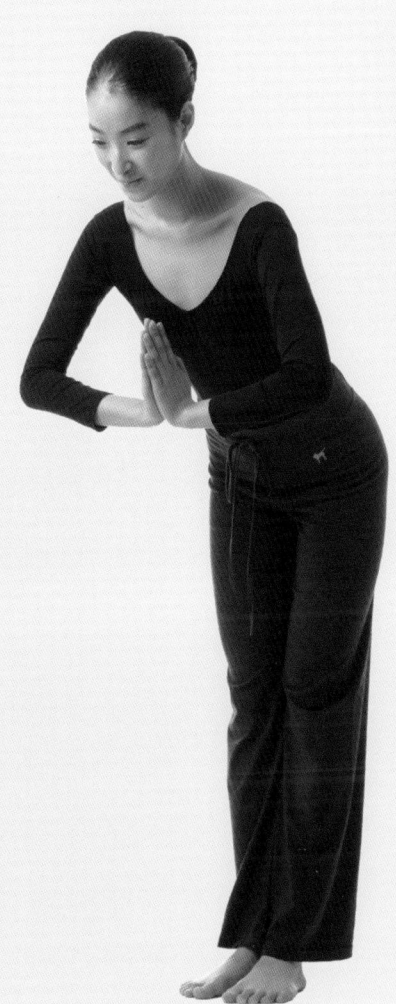

요 령

합장한 자세에서 윗몸을 60도 가량 굽혔다가 일어난다. 이때 손바닥과 팔꿈치는 직각이 되도록 하고 머리만 숙이지 않도록 해야 한다.

의 미

흐트러진 마음을 모아 공경을 표하는 지극한 마음과 존경의 표현이다.

04 머리 뒤 깍지 끼기

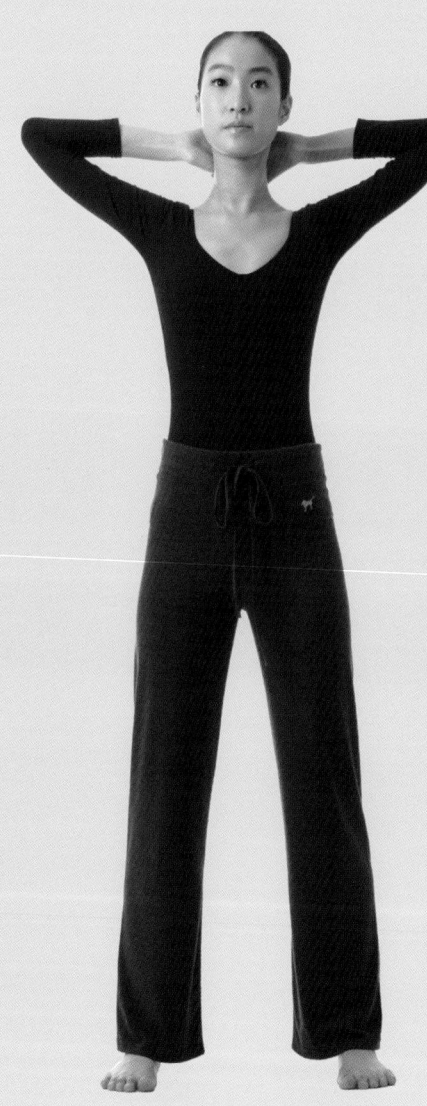

요 령
가슴을 활짝 펴고 다리는 어깨 너비로 벌리고 발끝은 항상 11자를 유지하고 팔은 一자가 되도록 한다.

효 과
목과 어깨의 긴장을 풀어 준다.

> 행선 行禪

05 허리 숙이고 머리 떨어뜨리기

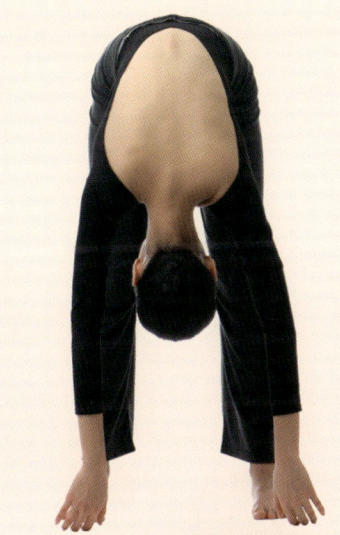

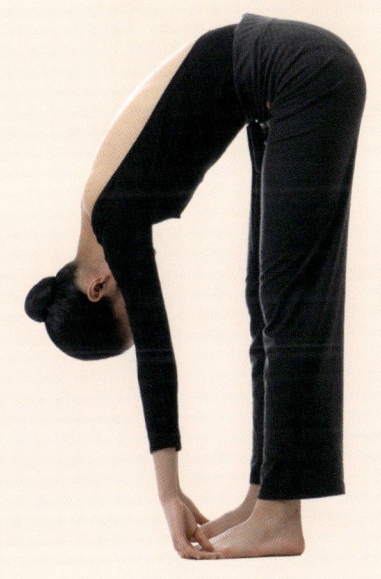

요 령

머리를 숙여 목뼈에 긴장을 풀면 목뼈가 자연스럽게 이완되게 한다.

효 과

목과 어깨의 긴장을 풀어 준다.

목 디스크 예방및 치료한다.

06 상체 뒤로 젖히고 머리 앞보고 손들기

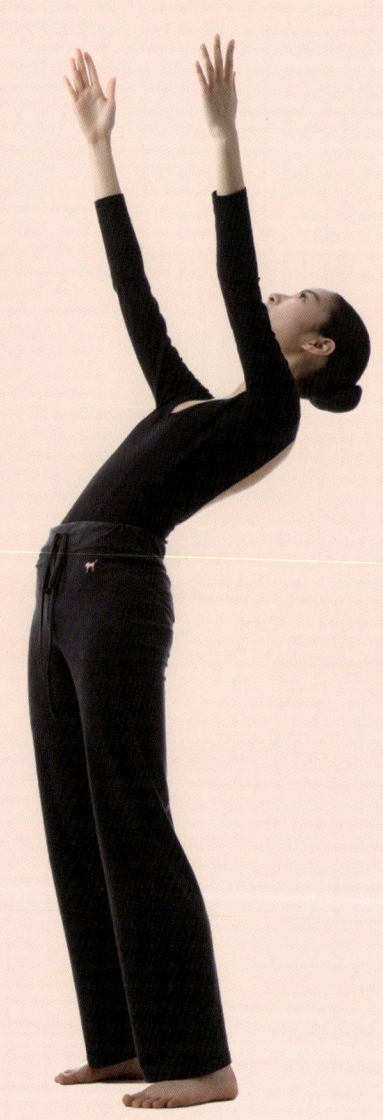

요 령
초보자는 바른 자세로 서고 숙련자는 허리에 자극을 주어 디스크 주변 근육발달을 시켜준다.

효 과
허리디스크 예방및 치료한다.

┃ 행선 行禪

❼ 손바닥 머리 옆에 대기

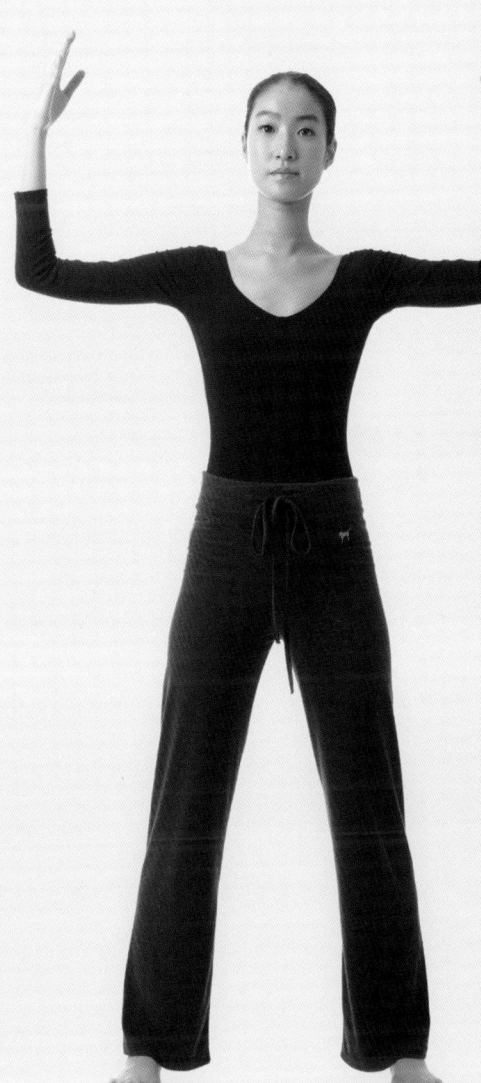

요 령
손바닥을 펴고 팔을 山자 모양이 되도록 하며 팔꿈치와 어깨가 일직선이 되도록 한다.

효 과
가슴과 어깨의 긴장을 풀어준다.

08 등뒤 깍지끼고 허리숙이기

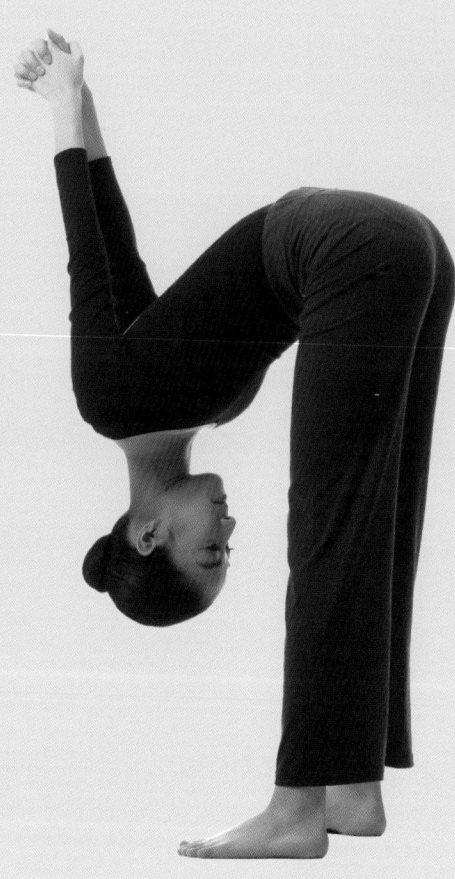

요 령

다리를 어깨 너비로 벌리고 발끝은 11자를 유지하여 선 자세로 허리 뒤에서 손을 깍지를 낀다. 단전호흡을 하면서 이마가 무릎에 닿도록 허리를 천천히 앞으로 굽힌다.

효 과

몸의 좌우 균형을 바로 잡아준다. 허리 통증을 예방하고 허리를 부드럽게 해준다.

행선 行禪

09 차수하고 뒤꿈치 들기

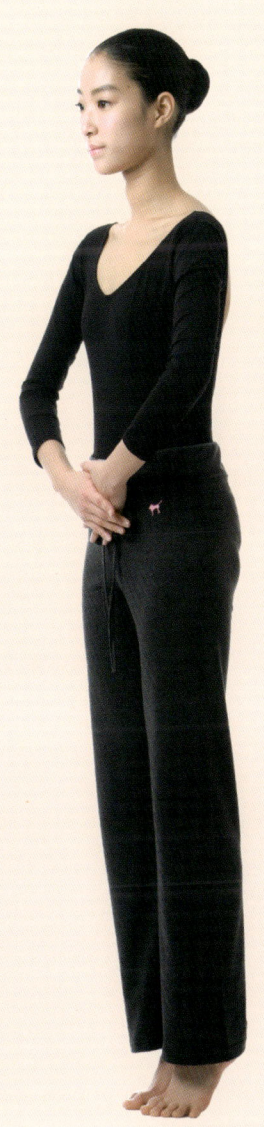

요 령

손바닥 장심을 단전에 대고 단전이 움직이는 것을 손으로 느낀다. 엄지발가락은 붙이고 숨을 들이마시면서 뒤꿈치를 들고, 내쉬면서 뒤꿈치를 내려준다. 시선은 45도 아래 전방을 바라본다. 그래야만 몸의 중심이 흐트러지지 않는다.

효 과

온몸을 이완시키고 풀어주어 척추를 유연하게 한다.
종아리 군살을 제거 한다.

⑩ 앉아서 엄지발가락 잡아당기기

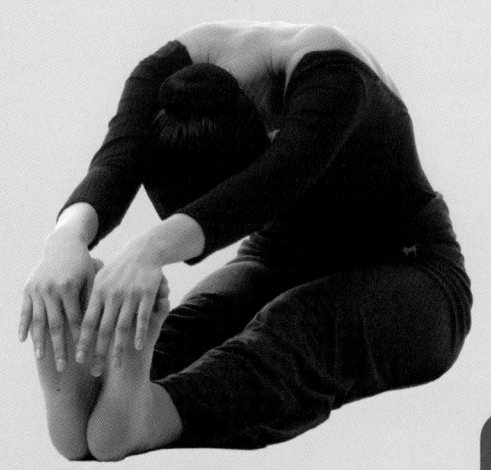

요 령

발바닥을 모으고 다리를 쭉 편다. 턱은 당기고 상체를 깊이 숙이고 발끝을 잡고 서서히 당긴다. 혹 머리가 어지러우면 정면을 바라본다.

효 과

허리근육과 다리를 강화 해준다. 방광경락을 자극해서 신장 기능을 강화 해준다.

 양다리 벌리고 상체숙이기

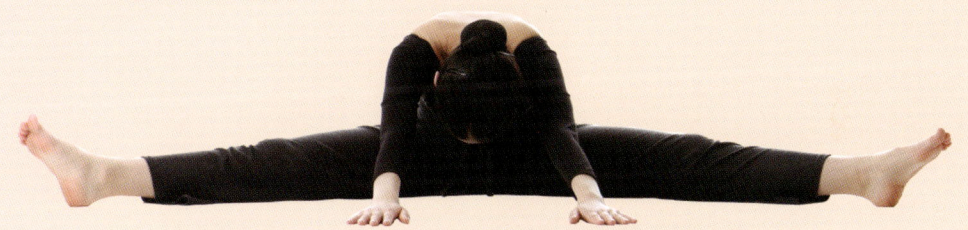

요 령

손가락으로 바닥을 짚고 숨을 내쉬면서 상체 숙이고 숨을 들이마시면서 상체 들어 준다. 턱을 당겨 정수리부터 단전까지 일직선을 유지한다.

효 과

고관절을 풀어주고 골반의 위치를 교정 해준다.

12 양다리 벌리고 상체 좌로 기울여 발가락 잡기

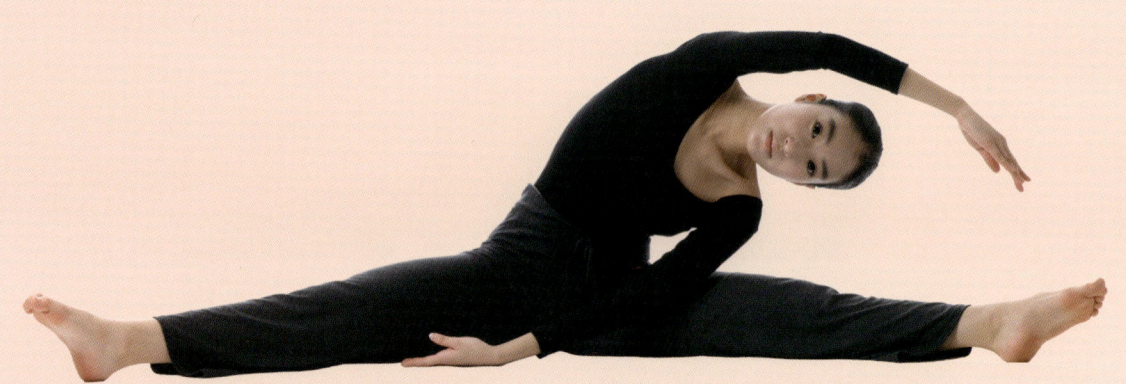

요 령

두 다리를 좌우 일직선이 되도록 벌리며 엉덩이를 바닥에 밀착시킨다. 좌로 상체를 서서히 기울여 발가락을 잡는다.

효 과

허리와 옆구리 살이 빠진다.
척추가 교정 된다.

행선 行禪

13. 양다리 벌리고 상체 우로 기울여 발가락 잡기

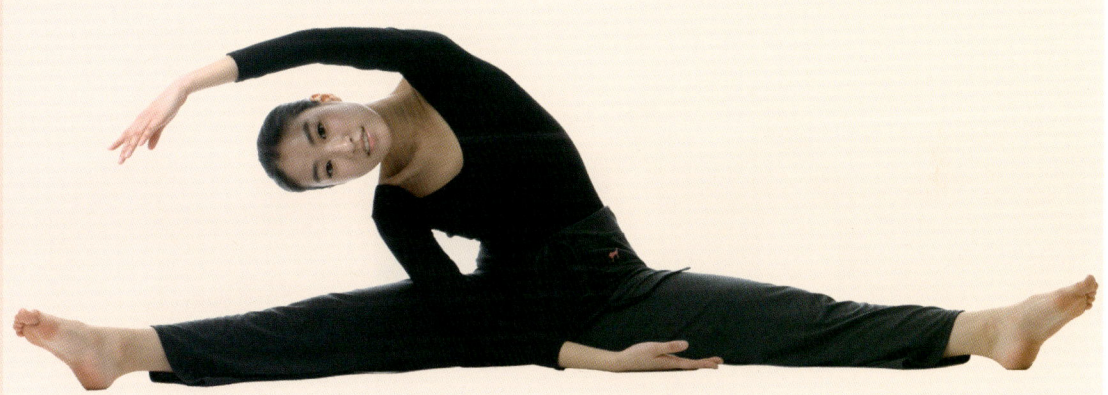

요령

두 다리를 좌우 일직선이 되도록 벌리며 엉덩이를 바닥에 밀착시킨다. 우로 상체를 서서히 기울여 발가락을 잡는다.

⑭ 다리 겹쳐모으고 용천누르기

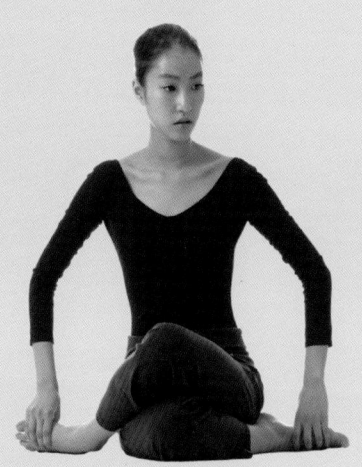 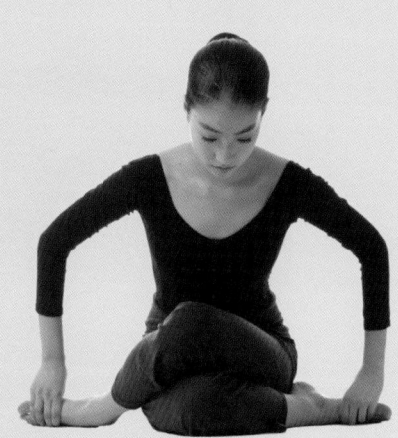

요령

두 다리를 상하로 겹치게 앉아 두 무릎이 일치 하도록 한다. 발바닥은 하늘로 향하게 하여 두 손으로 용천을 강하게 눌러준다. 이때 엉덩이 좌,우 균형을 가능하면 유지해야 한다.

효과

고관절과 척추를 부드럽게 한다.
척추를 튼튼하게 하고 골반이상을 교정해준다.

신장을 자극해 준다.

성장 호르몬, 성 호르몬 활성화에 도움을 준다.

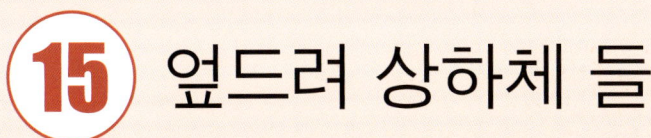

⑮ 엎드려 상하체 들기

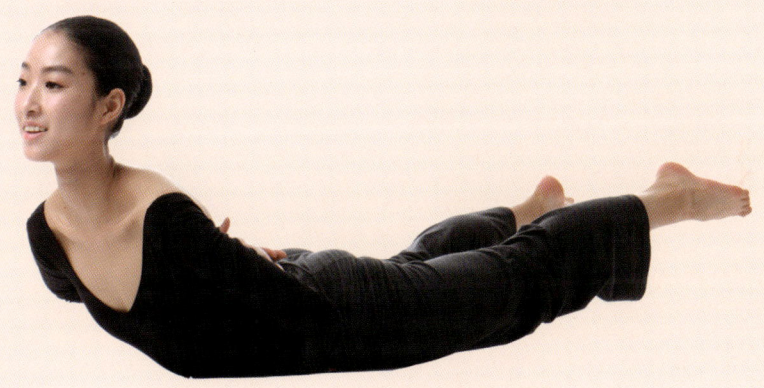

요령

엎드려 전신을 이완 시킨 뒤 양손을 허리에 대고 상, 하체를 들어 V자형을 만든다. 다리를 바닥에서 들고 상체를 더 많이 들것.

의미

척추 탄력을 강화하여 디스크 질환치료 및 예방 해준다.

가슴과 여러 장기를 자극해준다.

16 엎드려 양손 바닥짚고 허리 상하내리기

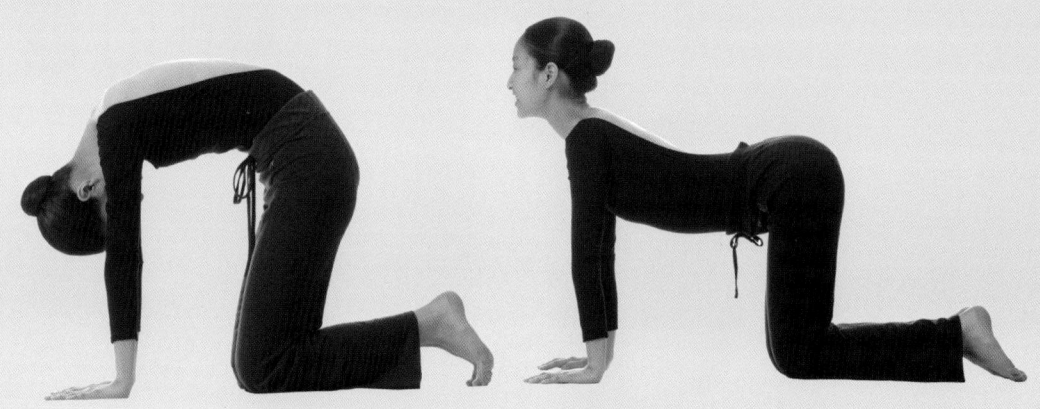

요령

손바닥을 바닥을 짚는다. 숨을 내쉬면서 등을 활처럼 구부린다. 숨을 들여마시면서 허리를 집어넣는다.

효과

척추를 유연하게 한다.

요추, 허리 통증을 완화시킨다.

장기들을 자극시켜 소화기능 촉친시키고 변비를 없애준다.

행선 行禪

⑰ 좌선

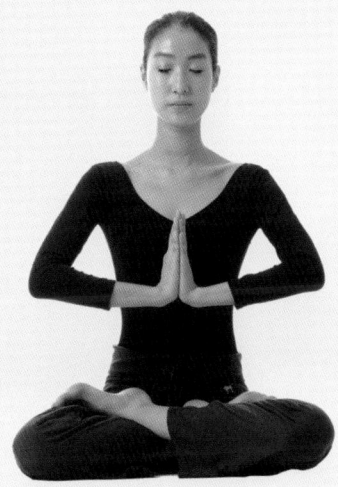 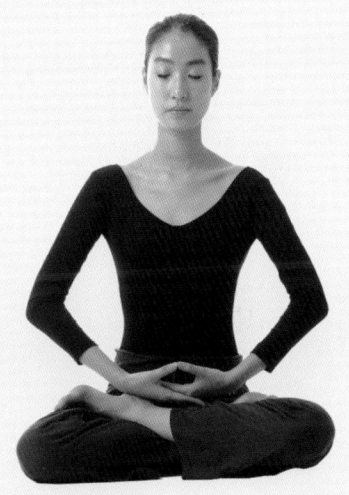

요령

좌선 자세에는 결가부좌와 반가부좌가 있다. 결가부좌는 오른쪽 다리를 왼쪽 허벅지 위에 올려놓고, 왼쪽 다리를 오른쪽 허벅지 위에 올려놓은 자세이다. 머리와 꼬리뼈가 일직선이 되도록 하여 척추를 곧게 세운다. 반가부좌는 왼쪽 다리를 오른쪽 다리 위에 올려놓거나, 오른쪽 다리를 왼쪽 다리 위에 올려 놓는다. 체형에 따라 자신의 몸에 맞는 자세를 택한다.

효과

편안하게 명상과 호흡을 할 수 있다.

오래 동안 자세를 취할수록 신진대사가 느려지고 마음이 평화로워진다.

집중력이 좋아진다.

⑱ 감사 절하기(초급자 동작)

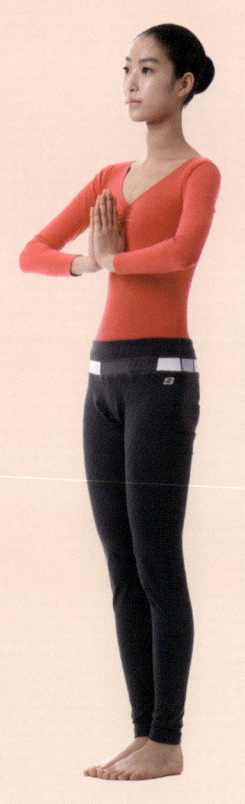

요령
나의 호흡에 맞춰 몸을 이완 시키며 자연스럽게 절을 한다.

효과
원활한 기혈 순환으로 뇌 기능 활성화로 기억력 집중력 사고력이 향상된다. 디스크 및 비염, 축농증에 탁월한 효과 있다.

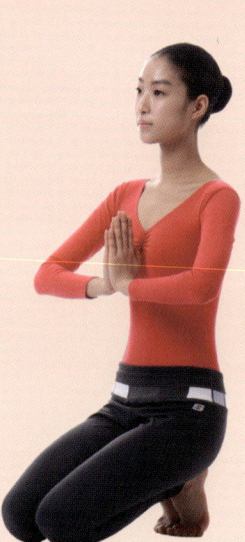
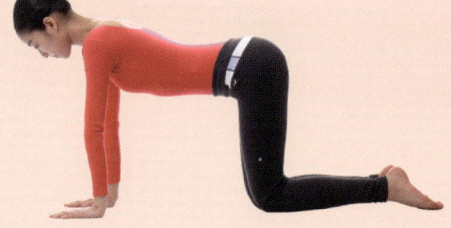
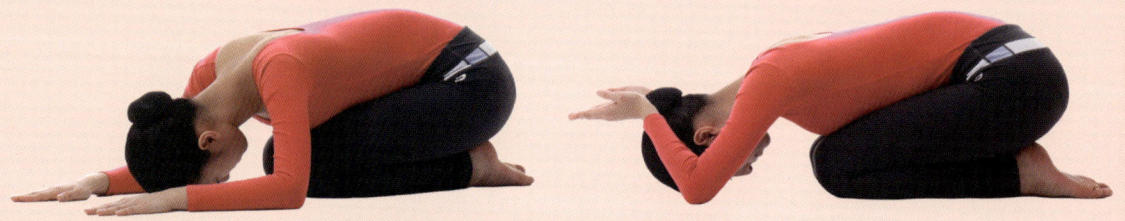

행선 行禪

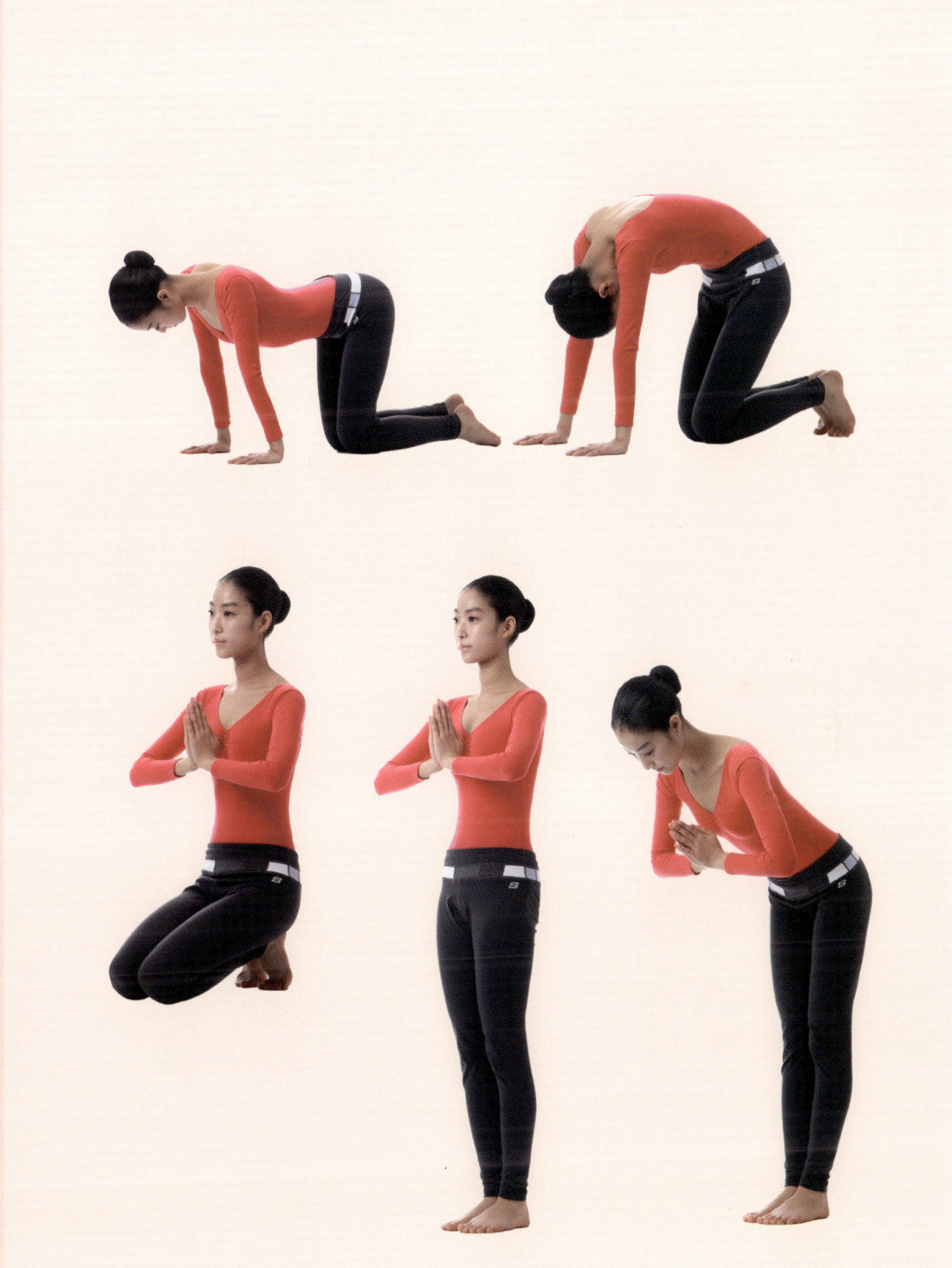

(상급자 응용 동작)

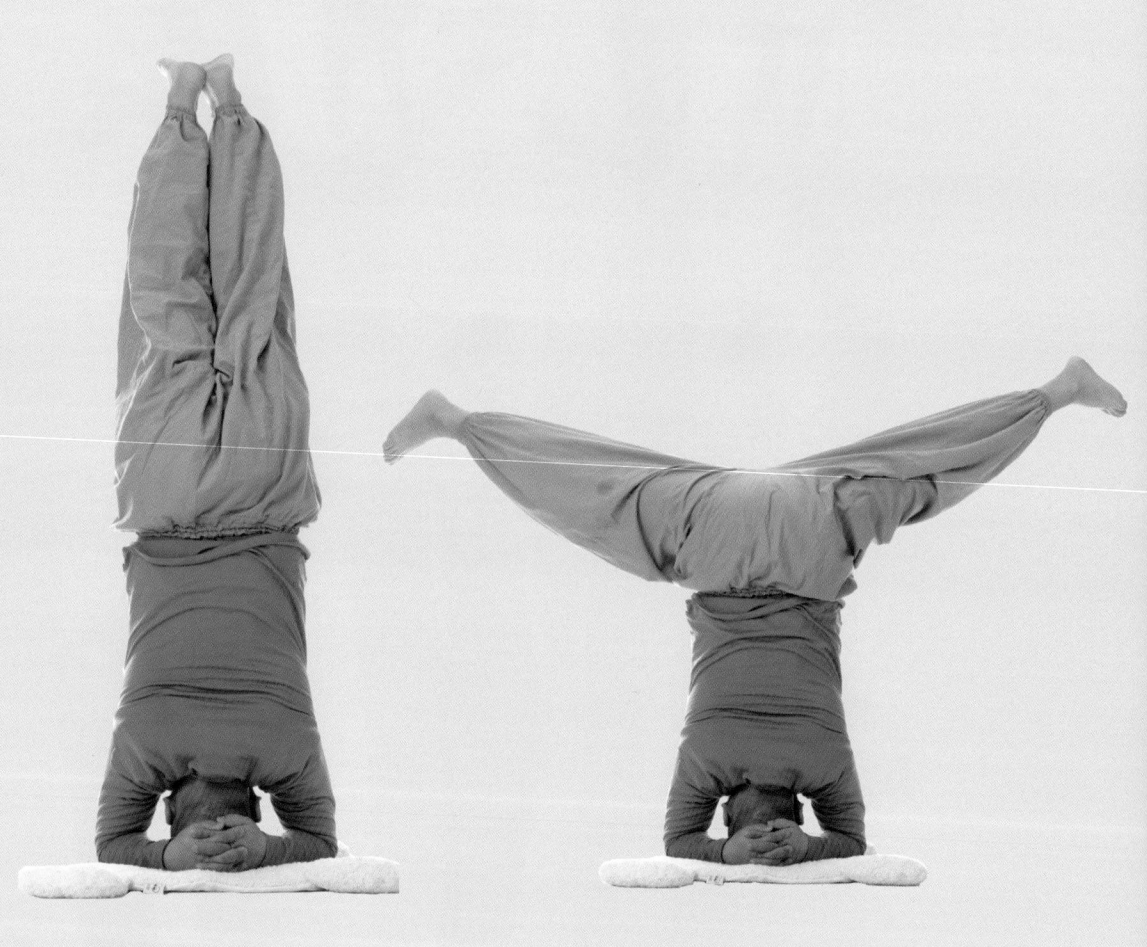

행선 行禪

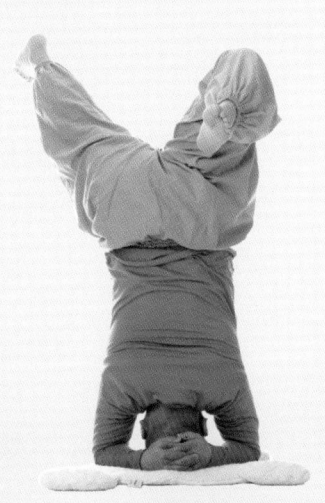 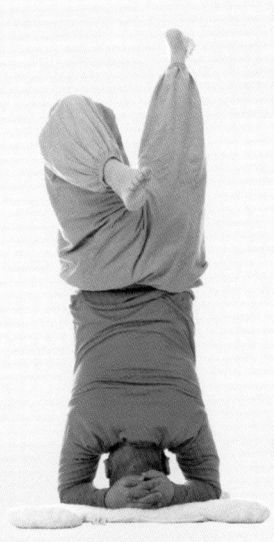

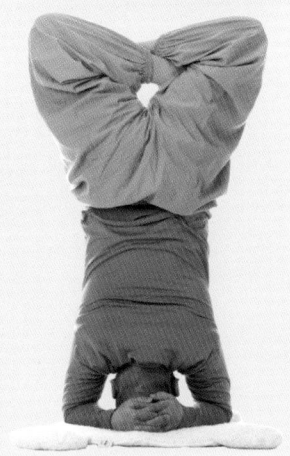

요 령

무릎을 꿇고 앉아 깍지 낀 두 손안에 머리 정수리를 바닥에 댄다. 무릎을 쭉 펴고 엉덩이를 밀어 올린다. 서서히 다리를 들어 하늘로 곧게 수직으로 뻗어 올리면서 균형을 잡는다. 손과 양 팔꿈치를 삼각형으로 만들어 균형을 잡는다. 가장 중요한 것은 호흡이다.

19 큰 대大자 눕기 (숨고르기)

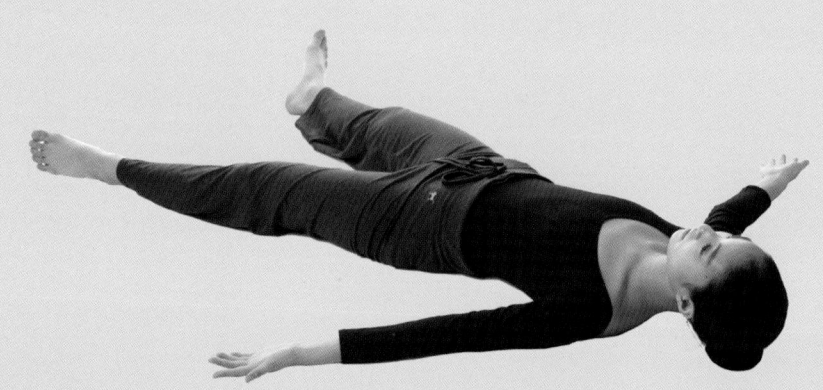

요령
온몸에 힘을 빼고 눈을 편안하게 감는다. 그리고 수행 후 자기 자신의 마음과 몸을 관찰하면서 명상을 한다.

효과
심신이 이완되면서 근육과 혈관도 이완되어 기혈순환이 잘된다.

숙면에 도움이 된다.

행선 行禪

03

마무리 선체조

> 마무리 선체조

 누워서 손 발 털기

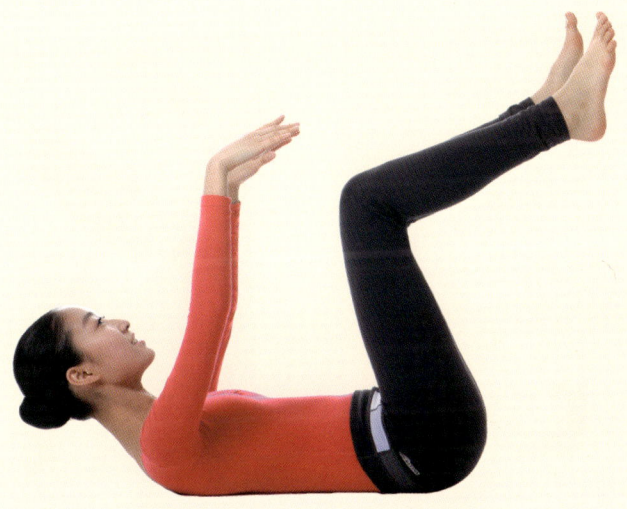

요 령

등을 바닥에 대고 바르게 누워 다리와 팔을 들어 올려서 동시에 가볍게 흔들어 준다.

이 때 힘을 빼고 흔들어 털어준다.

효 과

팔과 다리의 말초신경을 자극하여 혈액순환을 원활하게 한다.

02 누워서 양손 벌리고 다리들어 좌우 틀어주기

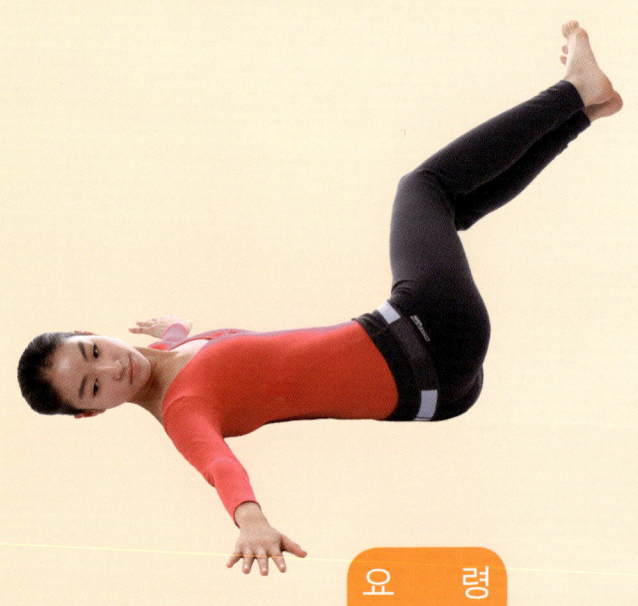

요령

양 팔을 벌려 손바닥이 바닥에 닿게 한다. 양 무릎을 붙이고 좌우로 튼다. 이때 머리와 무릎은 서로 반대방향으로 튼다.

효과

허리의 유연성을 향상시켜 요추를 부드럽게 한다.
복부, 요추의 군살을 제거한다.

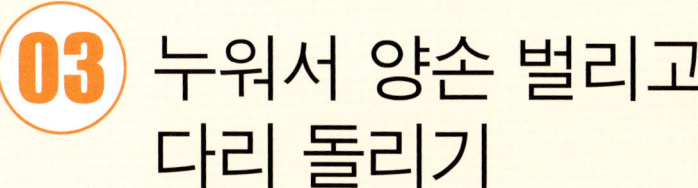

마무리 선체조

03 누워서 양손 벌리고 다리 돌리기

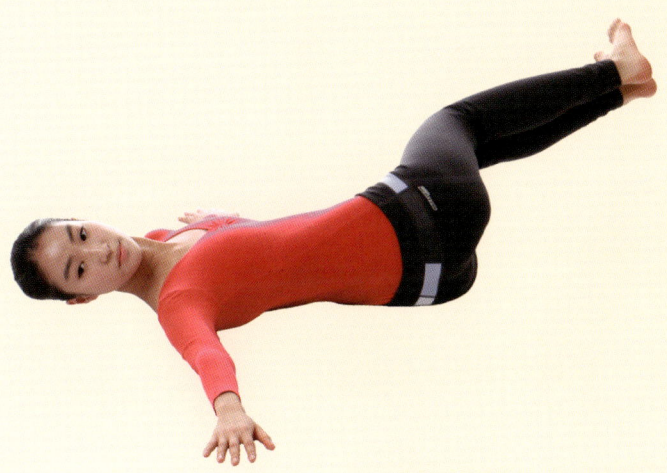

요 령

양팔을 벌려 손바닥이 바닥에 닿게 한다. 엉덩이는 바닥에 붙이고 양발을 모아들어 올려 원을 그리듯이 돌린다.

효 과

복근을 자극하여 복부지방제거를 한다.

04 양손 허리 받혀 양다리 들기

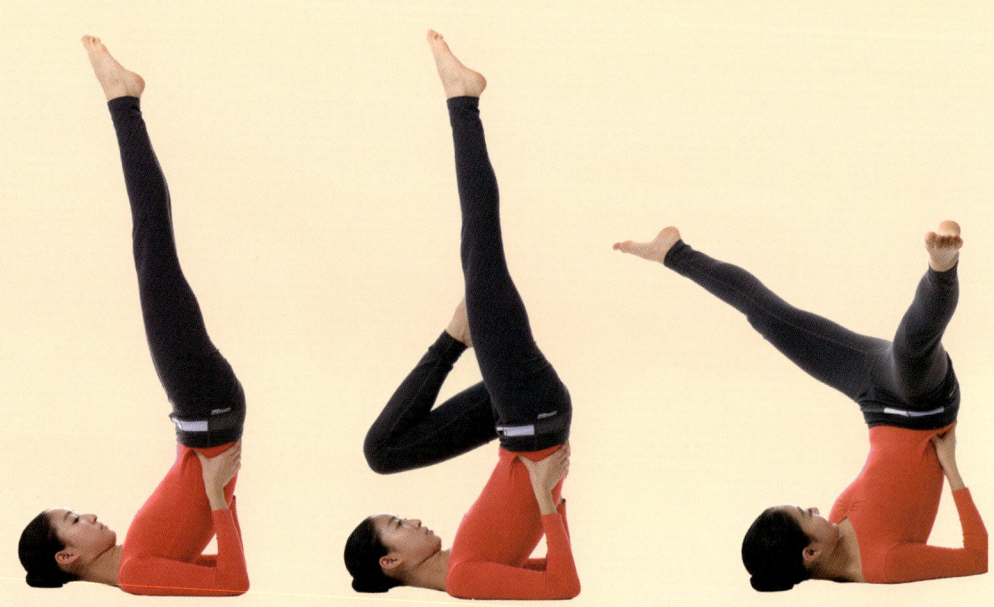

마무리 선체조

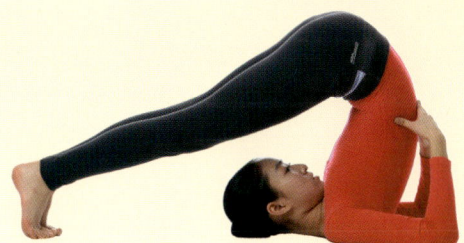 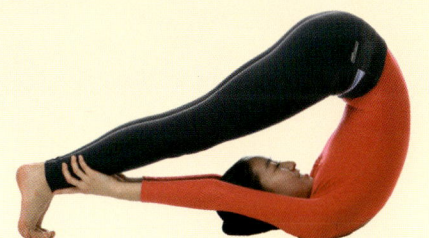

요령

허리와 하체를 들어 올려 양 손바닥으로 등을 받쳐준다. 자전거 타듯이 양발을 돌려준다. 양발을 교차해서 전후, 좌우로 벌려준다.

효과

고관절, 무릎관절을 유연하게 한다.
뇌의 긴장을 풀어주면서 혈압을 내려준다.
견비통에 효과가 있다.
목부분을 눌러 갑상선을 자극 한다.

05 큰 대大 자로 누워 왼발 높이 들어 오른손에 대고 시선 반대로 보기

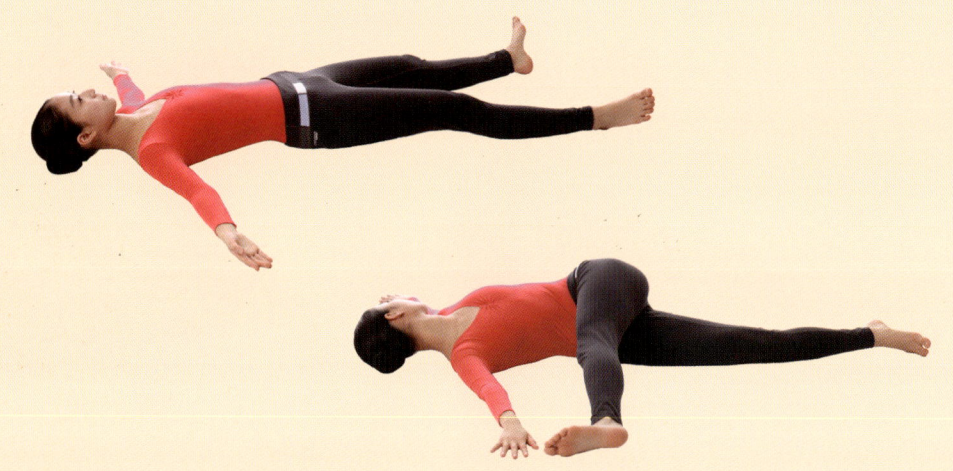

요 령

양팔과 양발을 큰 대자 모양으로 벌려 왼다리를 무릎을 편 상태로 높이 들어 우측 손바닥에 닿게 한다. 이때 시선은 발의 반대방향을 본다.

효 과

허리의 유연성 증대 된다.
척추교정에 도움이 된다.
골반을 바로 잡아 준다.

마무리 선체조

06 큰 대★자로 누워 오른발 높이 들어 왼손에 대고 시선 반대로 보기

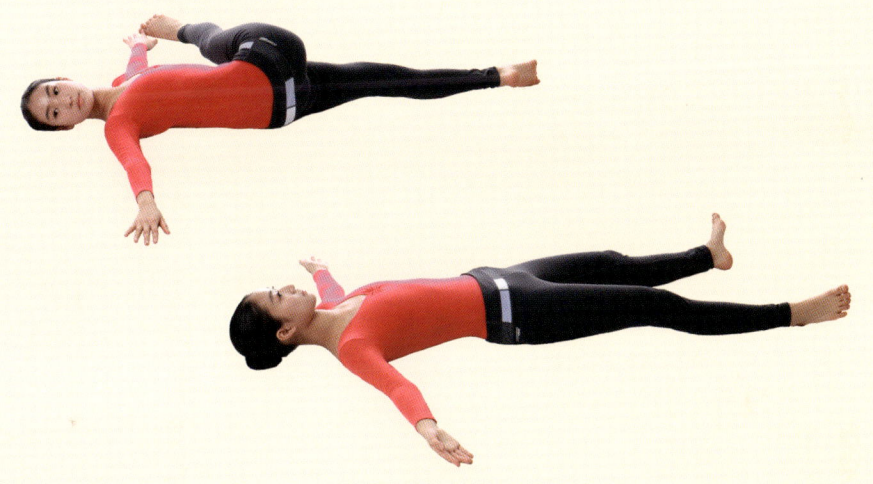

요 령

양팔과 양발을 큰 대자 모양으로 벌려 오른다리를 무릎을 편 상태로 높이 들어 좌측 손바닥에 닿게 한다. 이때 시선은 발의 반대방향을 본다.

효 과

허리의 유연성 증대 된다.
척추교정에 도움이 된다.
골반을 바로 잡아 준다.

07 누워서 오른손 올리고 몸통 뒤집기

08 07 동작 반대로

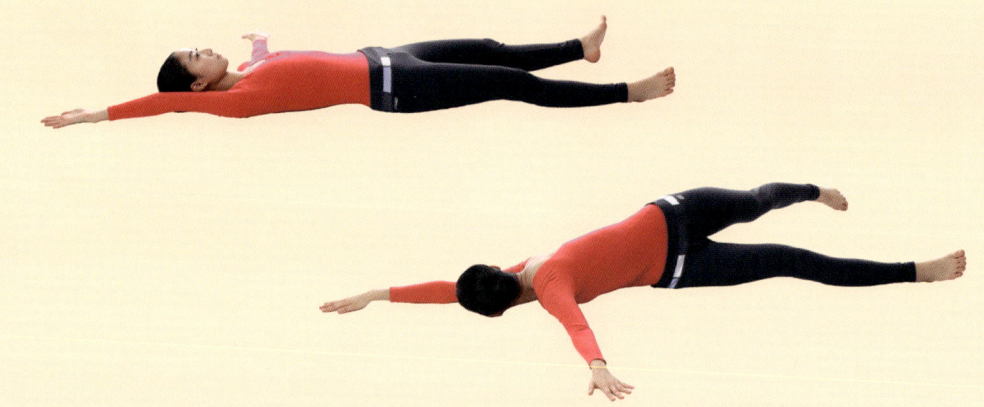

요령
양발을 넓게 벌리고 좌우측 팔이 직각이 되도록 우측 팔을 뻗어 올린다. 이때 발의 위치는 그대로 고정시키고 상체를 틀어 우측 팔을 멀리 뻗어 주면서 좌측 늑간근을 스트레칭 해준다.

효과
심장과 폐의 긴장완화로 전신의 기혈 순행에 효과가 있다.
늑간근 강화에 도움이 된다.

마무리 선체조

09 엎드려서 호흡고르기

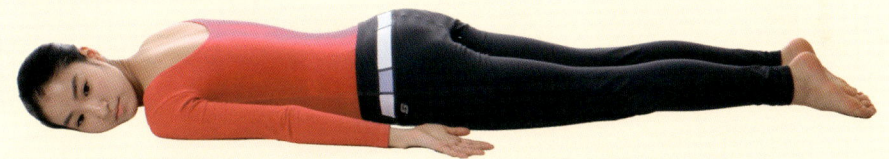

요령

숨은 느리게 깊게 쉬면서 호흡과 맥박이 정상 상태로 되돌아오도록 이완시킨다.

효과

탁기를 배출하고 다음 동작을 위한 준비 자세를 갖춘다.
마음 안정을 준다.

10 엎드려서 왼발 높이 들어 오른손에 대고 시선 오른쪽 보기

11 10 동작 반대로

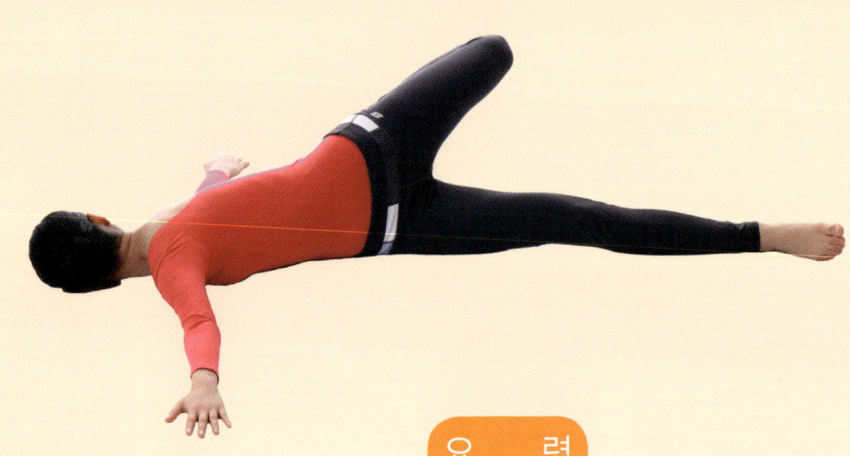

요령

엎드려서 양팔과 양발을 넓게 벌려 왼 다리를 높이 들어 우측 손에 닿게 한 다. 이때 시선은 오른쪽 방향으로 본 다. 누워서 하는 자세보다 뒤쪽이 자 극을 많이 받는다.

효과

척추교정에 도움이 된다.

마무리 선체조

12 엎드려 오른손 올리고 몸통 뒤집기

13 12 동작 반대로

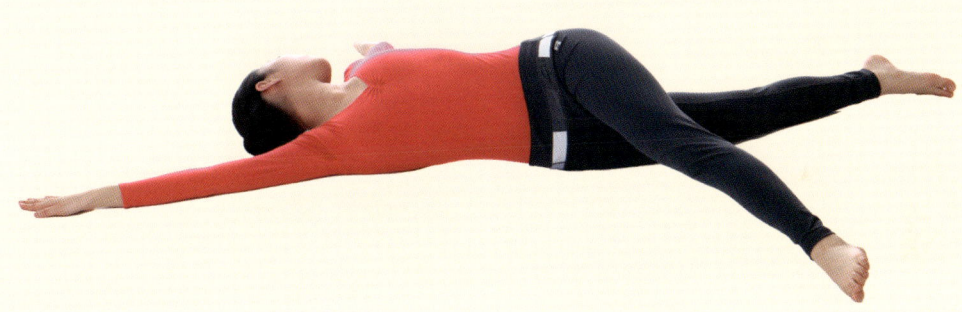

요 령

엎드려서 양팔과 양발을 넓게 벌린 뒤 오른손을 올리면서 상체 몸통을 뒤집는다. 이때 발은 그대로 유지한다.

효 과

허리, 골반의 유연성을 증가 시킨다.
요통 완화에 효과가 있다.
허리와 엉덩이 군살을 제거한다.

14 턱으로 바닥 받치고 호흡고르기

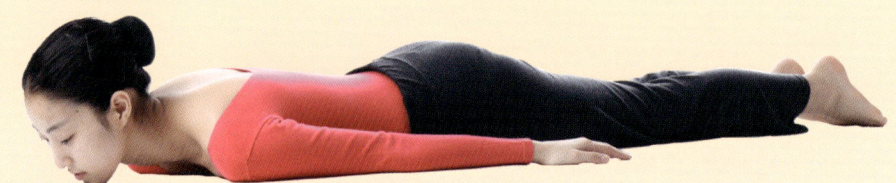

요령

숨은 느리게 깊게 쉬면서 호흡과 맥박이 정상 상태로 되돌아오도록 이완시킨다.

효과

탁기를 배출하고 다음 동작을 위한 준비 자세를 갖춘다.
마음 안정을 준다.

| 마무리 선체조

 엎드려 양손으로 양발목 잡고 당기기

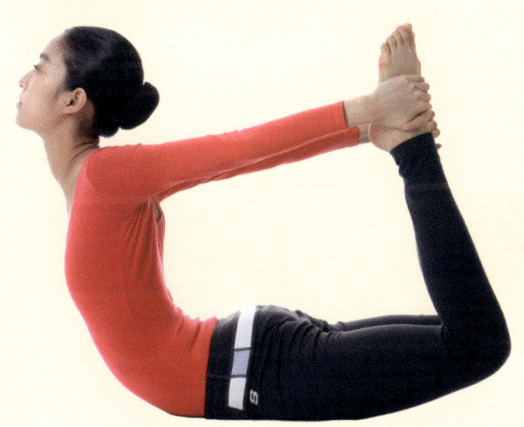

15-1 좌우로 구르기

요 령

엎드린 자세로 좌우측 순으로 발목을 차례로 잡는다. 발목을 당기면서 단전을 바닥에 대고 상하체를 들어 올린다. 그리고 좌우로 구른다.

효 과

흉복부의 근육 강화시켜 호흡량 증가시킨다.
복부근육을 강화하고 배를 들어가게 한다.

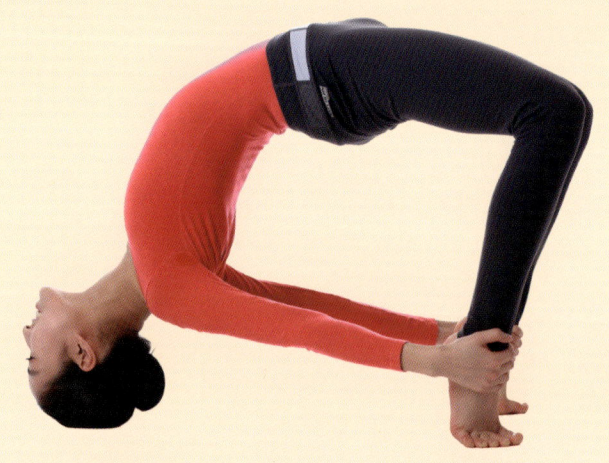

15-2 머리로 서기

요령

엎드린 자세로 좌우측 순으로 발목을 차례로 잡는다. 발목을 당기면서 단전을 바닥에 대고 상하체를 들어 올린다. 그리고 좌우로 구르다가 양발과 머리를 이용하여 선다.

효과

척추가 뒤쪽으로 굽혀지므로 척추마디에 자극을 준다.
대흉근과 복사근을 강화시킨다.
장의 연동운동을 도와 소화불량과 변비 예방한다.
심폐기능 강화로 순환기, 호흡기 질병 예방한다.

| 마무리 선체조

⑯ 엎드려 호흡고르기

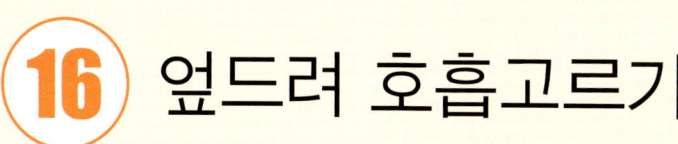

요령

숨은 느리게 깊게 쉬면서 호흡과 맥박이 정상 상태로 되돌아오도록 이완시킨다.

효과

탁기를 배출하고 다음 동작을 위한 준비 자세를 갖춘다.
마음 안정을 준다.

17 윗몸일으키기

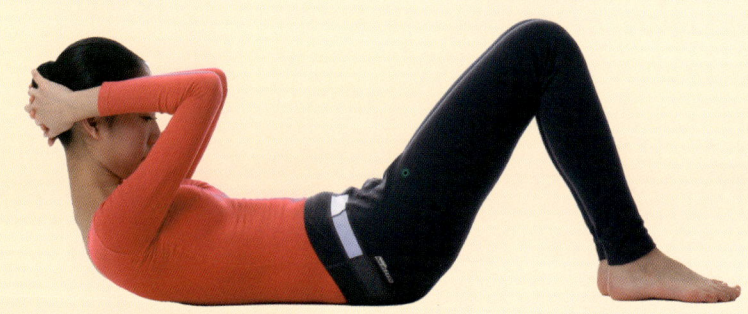

요 령

목 뒤로 깍지를 끼고 상체를 일으켜 배꼽을 쳐다 본다.

효 과

단전을 단련 시켜 복부비만 개선한다.
복압이 높아져 장운동이 활발해 진다.
흉복근 근육 강화 된다.

마무리 선체조

18 팔굽혀펴기

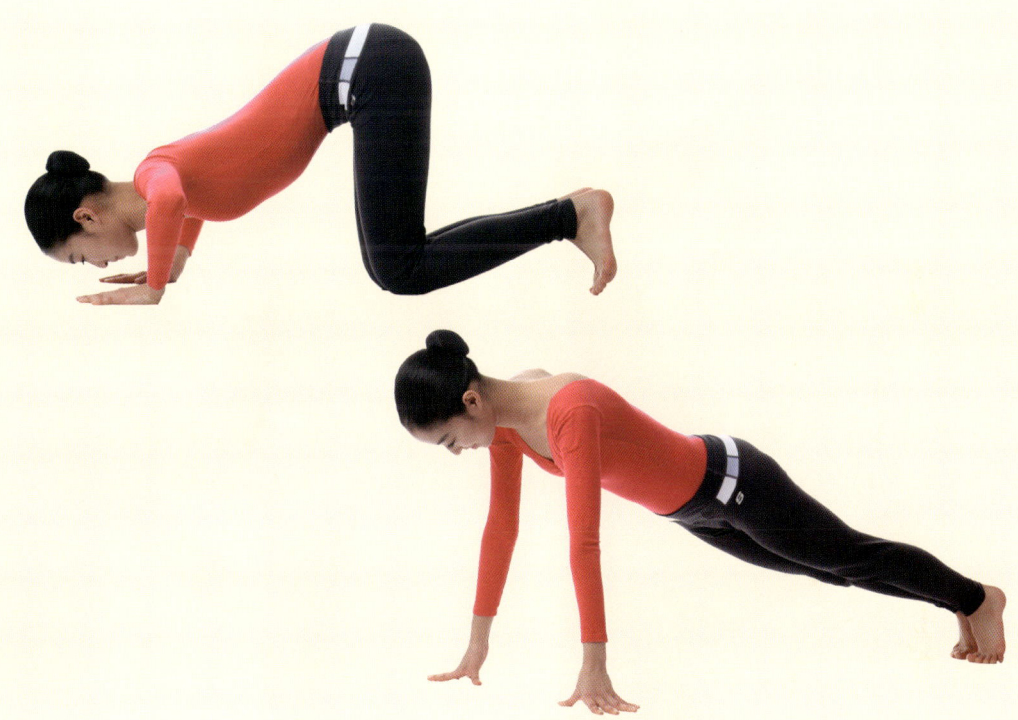

요령

엎드린 자세로 손가락을 이용하여 바닥을 짚는다. 체중을 손가락으로 버티며 상하 팔굽혀펴기를 실시한다.

효과

대흉근 승모근이 강화되어 오십견 예방에 효과가 있다.
흉강의 용적이 발달하게 되어 산소 흡입량이 증가한다.

19 제기차기

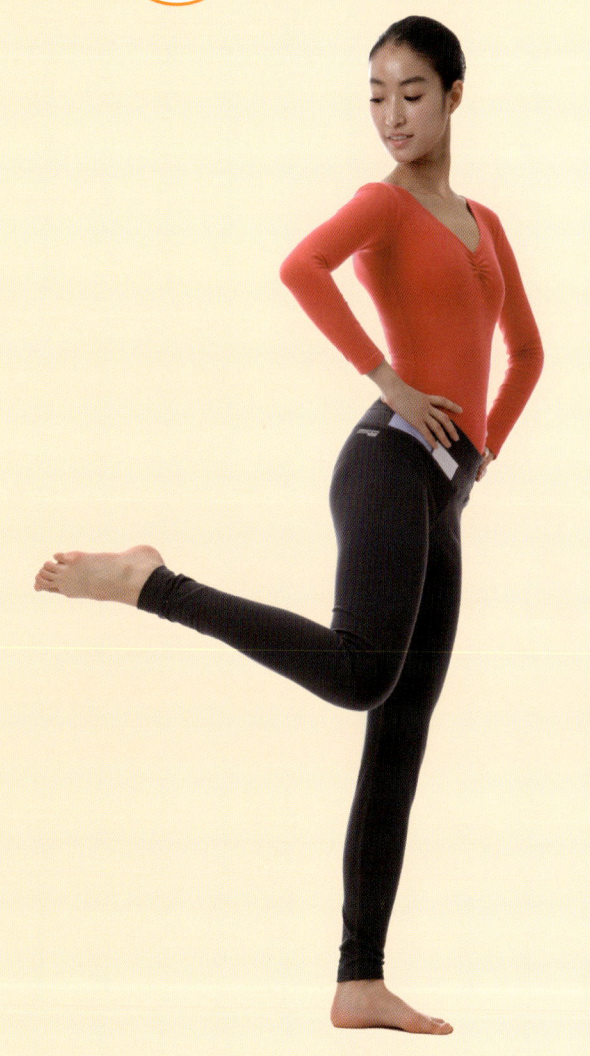
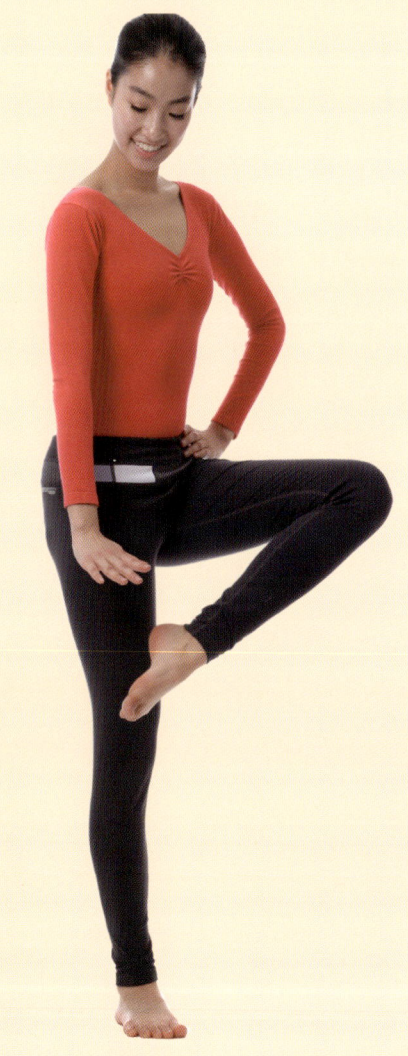

요령
똑 바른 자세로 서서 양손을 자연스럽게 허리에 댄다. 제기를 차듯이 발을 뒤로 앞으로 올린다.

효과
다리와 발에 저림, 냉증, 신경통 예방. 무릎관절을 강화시킨다.

마무리 선체조

20 팔벌려 뛰기

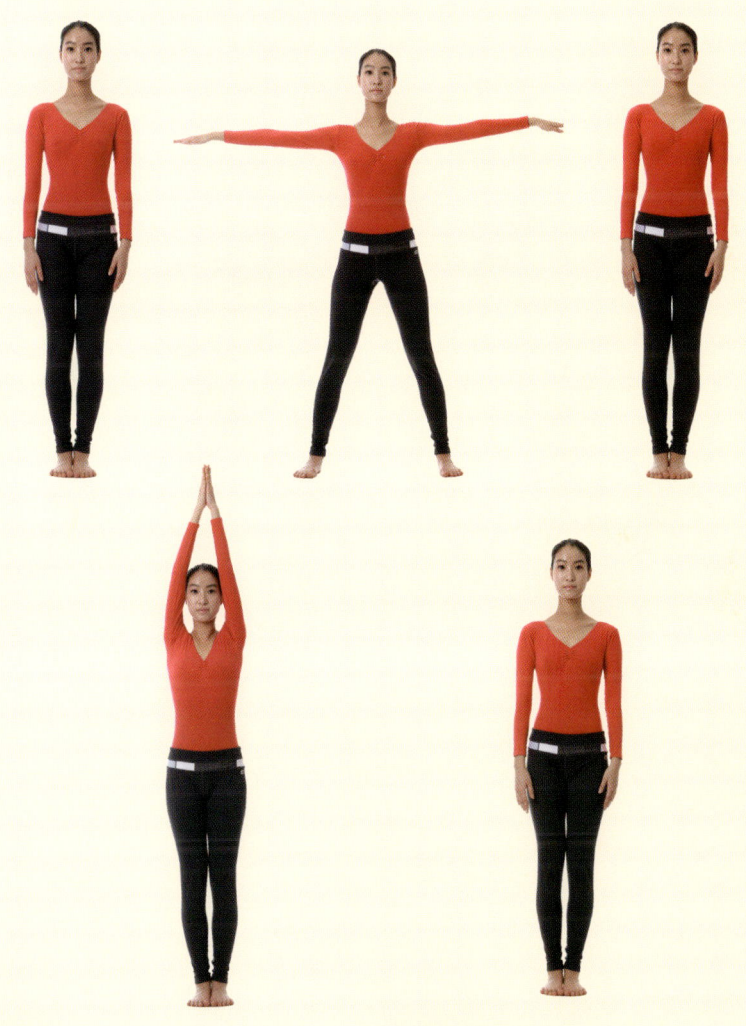

요령
힘을 빼고 자연스럽게 뛰기를 한다.

효과
내장 장기를 편안한 상태로 제자리로 돌려준다.

21 숨쉬기

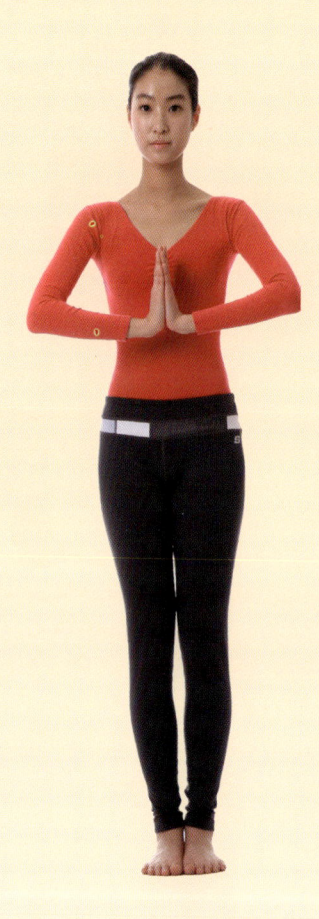
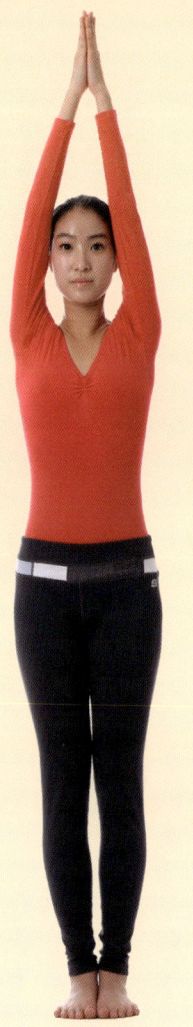
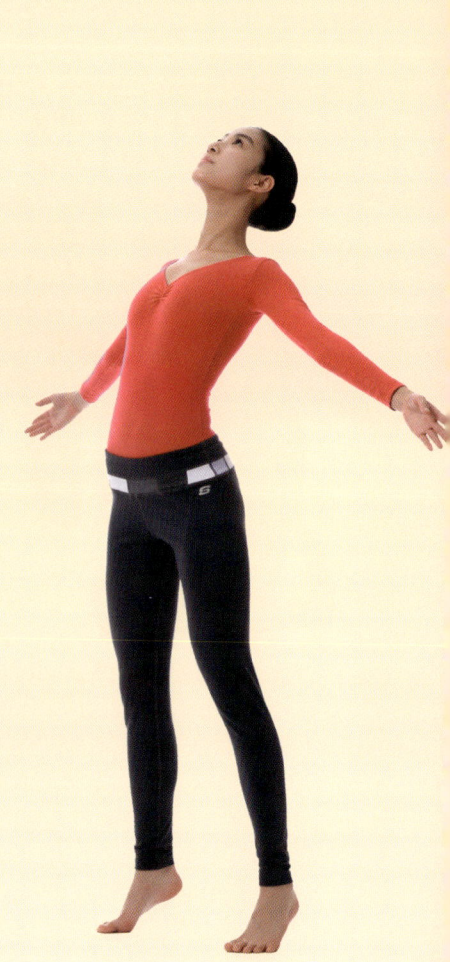

마무리 선체조

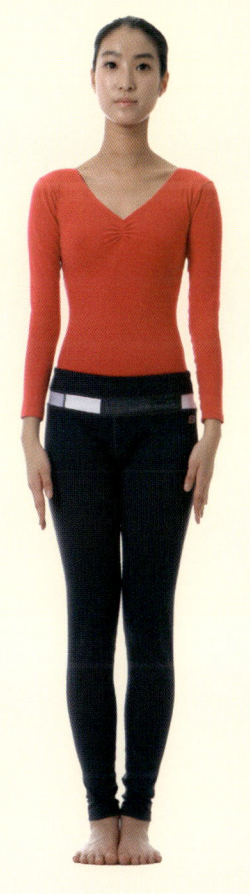
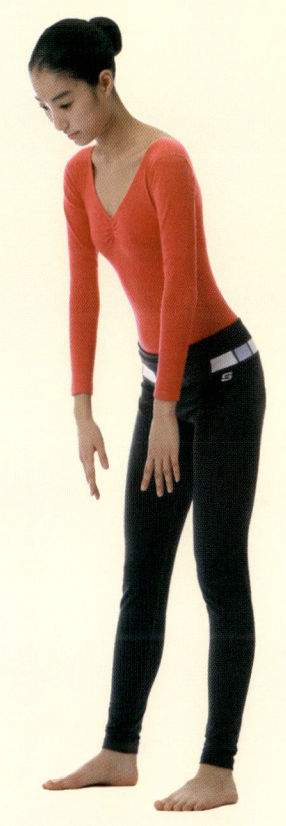

요령

똑바른 자세로 서서 손을 높이 들어 올리면서 깊게 숨을 들이마셔 멈추고 침을 한 번 삼키고 하늘을 열듯이 손을 내리고 손바닥을 뒤집으면서 숨을 내쉰다.

01

선체조란

선체조는 행선行禪이다. 즉 움직이는行 선禪을 말한다. 선체조는 명상, 체조, 호흡의 삼위일체로 구성되어 이론이 아닌 몸과 마음으로 깨우치기 위해 수행하는 실천적 방법이다.

불교에서는 다양한 수행법이 있다. 그 중에서 선禪을 먼저 떠올린다. 선은 산스크리트어 드야나dhyāna를 중국에서 선나 또는 선정으로 음역한 것에서 유래한다. '드야나'라는 말은 사유수思惟修를 의미한다. 사유하면서 몸과 마음을 닦아나간다는 의미로 한마음을 고요히 가라앉히고 흐트러짐이 없이 한 곳에 집중해 들어가면서 닦는 것이다. 선의 종류는 많다. 행선, 간화선, 위빠사나, 묵조선, 조사선 등이 대표적이며 그 중에서 하나가 행선인 선체조이다.

행선의 수행방법을 처음으로 창안하여 길을 연 이는 달마達磨대사이다. 선종의 개조이자 선가의 귀감된 고승이다. 그는 남천축(남인도) 향지국의 셋째 왕

선체조란

자로 태어났으며 본명은 보디다르마이다. 그는 스승 반야다라에게서 법을 이어받은 뒤 스승이 열반에 들고 나서 중국 남조의 양梁에 와서 불법佛法을 전하였다. 그래서 달마대사는 중국 선종의 시조로 숭앙받으면서 그 선禪의 생명이 오늘날까지 끊이지 않고 흘러넘치고 있다. 중국의 소림사의 스님들이 오랜 좌선坐禪으로 인하여 운동 부족으로 건강이 좋지 못한 것을 보았다. 그래서 달마대사는 근육을 단련시키는 건강체조로 허약해진 몸과 마음을 향상시키기 위해서 행선을 가르치기 시작했다. 달마대사가 저술한 『역근경易筋經』과 『세수경洗髓經』은 소림사 무술의 기원이 되어 소림사 스님들 사이에 심신 수행법으로 면면히 계승되었다. 여기 소개하는 선체조는 달마스님의 정신을 이어 받은 수행법으로 현대인의 몸과 마음을 회복시켜 주는 역할을 해줄 것이다.

선체조를 실천하기 위해서는 우선 몸과 마음에 대한 이해가 필요하다.
몸과 마음 둘을 동시에 수련하는 것을 성명쌍수性命雙修라고 한다.
인간은 눈에 보이는 가시적인 육체와 눈에는 보이지 않는 비가시적인 정신이 합쳐져 존재한다. 우리의 몸과 마음은 동전의 양면과 같아서 서로 구분 지을 수가 없다. 육체와 정신은 따로 분리할 수 없는 동시성을 가지고 있다. 내 몸이 아프면 맛있는 진수성찬의 음식을 보고도 먹어 보고자 하는 마음이 얼른 나지 않고, 또한 내 마음에서 화가 잔뜩 올라 올 때는 먹은 음식도 위가 제대로 소화시키지 못한다. 이렇듯 몸과 마음이 서로 유기적인 관계로 연결 되어 있기 때문에 몸을 건강하게 양생하는 것은 마음을 건강하게 하는 일이며, 마음을 건강하게 양생하는 것은 몸을 건강하게 하는 일이다. 그래서 인간은 몸과 마음을 함께 닦아 혼연일체가 되어야함을 명심해야 한다. 인생을 보다 건강하고 행복하게 살기 위해서는 자신의 몸과 마음, 영혼에 대한 새로운 자각이 필요하다. 근원적인 자의식을 인식할 수 있는 가장 좋은 체험은 선체조이다. 몸이나 마음 어느 한 가지만으로는 이루어질 수 없다. 몸과 마음이 서로

주고받는 상호작용이 온전치 못하면 불균형이 발생하고, 이어 질병이 발생한다. 지나치게 몸을 함부로 다룬다든지 마음을 함부로 다룰 경우에는 균형을 잃어버린다. 그래서 무너진 조화와 균형을 선체조로 다시 회복하기 위한 노력을 기울여야한다.

몸과 마음을 닦는다는 것은 우리 몸을 구성하고 있는 세포와 조직을 깨우고 활성화시키며, 마음에 녹아 있는 잘못된 습관, 생각을 소멸시키는 것이다. 선禪은 정신적 수양이며, 체조體操는 몸의 운동이라 말할 수 있다. 그래서 선체조는 꽉 채우고 모으는 운동이 아니며 텅 비우고 내려놓는 정신운동이다. 동작 하나하나에 신체의 부조화를 바로잡고 뼈, 근육, 신경 등의 교정이 이루어져 활력을 불어 넣어주는 몸 운동이다. 선체조를 할 때 자리에 앉아 운동에 의식을 집중하면 몸과 마음의 소중함을 느끼는 동시에 아픈 몸과 마음의 고통에서 해방되고자 하는 자아의 존재를 인식할 수 있다. 그러면 몸과 마음 사이의 조화와 균형이 제대로 유지된다. 그래서 심신心身이 자연스러운 상태에 머물면 건강과 행복은 스스로 찾아온다. 자비와 지혜의 꽃이 활짝 피어나는 삶의 시작이 된다.

선체조란

02 선체조의 목적

1. 우선하고 보자

　선체조를 소개하는 나의 희망 사항은 사부대중 모두가 건강한 몸과 활기찬 마음을 지녀 행복한 삶을 영위하기를 바라는 것이다. 누군가 선체조를 한 다음 사는 일이 즐겁고 행복해야 한다. 그래야 내 삶도 그만큼 풍요로워지기 때문이다. 선체조는 남녀노소 누구나 쉽게 할 수 있는 운동이다. 고가의 운동기구, 특별한 장소도 필요 없다. 그러므로 선체조 운동을 우선적으로 시작해보라고 권유하고 싶다. 그렇다. 지금 당장 선체조 운동을 해보자. 직접 자기 자신이 몸과 마음으로 체험해 보자. 그러면 점차로 심신의 생기를 되찾을 수 있다.

　인간은 누구나 건강한 삶을 소망한다. 현대인들은 건강에 대하여 많은 관심을 가지고 있다. 그래서 너무도 많은 건강과 운동법에 관련된 정보들이 있다. 이러한 정보들 중에서는 상당수가 상업적 목적, 고난이도 운동기술, 고가

선체조의 목적

의 비싼 장비 등을 요하는 경우가 많음을 보게 된다. 특히 중요한 것은 아무리 좋은 운동이라도 그 운동을 함에 지나치게 많은 시간과 돈을 투자하든가 또 특수한 운동 장소와 고가의 장비가 필요하다면 한번쯤 문제점을 다시 한 번 재고 해봐야 한다. 그러므로 이 책에 소개하는 선체조가 가장 적절한 운동 방법임을 확신한다.

우리의 인생이란 태어나면 늙어가고 병들고 죽는 일대사를 고민하고 해결하는 과정이라고 한다. 인간은 어찌 할 수 없는 생로병사의 불가피한 삶을 감당하며 살고 있다. 이 어김없는 생로병사의 법칙에는 예외가 절대 없다. 그래서 우리의 삶은 저항하고 거역하며 사는 삶이 아니라 순응하고 수용하는 삶을 살아야한다. 삶을 능동적으로 받아들이고 삶의 행복지수를 향상시키려고 노력해야 한다. 인간이 인간답게 살아가는 것을 웰빙Wellbeing이라고 하며, 인간이 인간답게 늙어가는 것을 웰에이징Wellaging이며, 인간이 인간답게 죽는 것을 웰다잉Welldying이라고들 한다. 이러한 생로병사 인간의 노정을 강제적으로 인위적 방법으로 역행 할 수가 없다. 그러므로 삶의 행복을 극대화하는 것이 바람직하다. 행복한 삶을 가꾸는 길은 어렵고 복잡한 길이 아니다. 인간의 삶에 대한 올바른 이해를 하고 우리의 나쁜 생활 습관과 운동부족을 고쳐 가면서 건강한 생명활동을 하면 된다.

내가 선체조를 하면서 크게 느낀 것은 몸과 마음이 둘이 아니라 하나라는 사실이다. 선체조는 육체적 수련법이자 동시에 정신적 수련법입니다. 일단 선체조 운동을 해보면, 누구든지 육체적, 정신적으로 상당한 도움을 얻을 수 있다. 신체가 병약한 사람은 다시 건강을 회복하고, 공부하는 학생들은 집중력이 향상되며, 직장인들에게는 업무능률이 향상되리라고 확신한다. 더 나아가 정신적 안정에도 큰 도움이 될 것이다.

선체조는 간단히 말해 건강을 회복하고 유지하기에 좋은 운동법이다.

그러니 이것저것 고민하지 마시고 당장 실천 해보자. 선체조를 그대로 따라

해본다면 당신의 몸에선 전혀 생각지도 못했던 힘이 생겨나고, 미처 알지 못했던 정신적적 만족감 까지도 체험할 수 있을 것이다. 그렇게 되면 당신은 내적으로나 외적으로 완전히 변하게 된다.

내 몸의 작은 변화에서 큰일을 할 수 있는 인연이 만들어지기 때문이다. 그래서 자신의 건강을 지키며 행복한 삶을 살기를 바라는 마음이다.

2. 누가해야 하는가?

선체조는 우리나라에서는 제대로 형성되지 못하여 일반대중이 접할 기회가 없었다. 그래서 일반인들은 선체조에 대하여 잘 알지 못함으로 막연하게 거리감을 두고 오해와 편견을 가지고 있다. 이로 인하여 선체조를 선방의 선승禪僧, 무술 고단자 같은 사람만이 하는 특별한 운동이라고 미루어 짐작한다. 그만큼 일반화 되지 않았다는 반증이기도하다.

선체조의 동작을 보면 정중동靜中動, 동중정動中靜의 움직임으로 구성되어 있다. '너무 단순하고 쉽잖아! 운동 효과가 있겠어?'하고 의심스러운 말을 할지도 모르겠습니다. 그러나 막상 장기간 선체조를 해보면 그렇지 않다. 건강 효과가 탁월하다는 것에 놀라지 않을 수 없다. 선체조는 우리를 건강으로 이끌어 주는 힘을 가지고 있다. 그래서 선체조는 성별, 나이에 상관없이 누구나 쉽게 배울 수 있고 따라할 수 있는 운동이다. 고도의 운동 기술이나 최고의 신체적 조건을 지닌 사람만이 하는 특별한 운동이 결코 아니다. 어떤 특별한 방법도 특수한 훈련도 필요하지 않습니다. 집안 살림을 하는 가정주부, 성장기에 있는 어린이, 하루 종일 학교에서 공부하는 청소년, 사무실에서 일하는 직장인, 정년퇴직으로 은퇴 한 실버세대, 나이가 들면서 몸이 경직된 노인, 그리고 고강도의 운동을 해야 하는 운동선수, 남녀노소 모든 계층 누구나 다 쉽게 접

선체조의 목적

근 할 수 있는 건강의 길잡이가 되어준다. 삶의 질을 높이는데 아주 적합한 운동 방법이라고 할 수 있다.

신체적으로 관절이나 근육에 문제가 없다면 건강하고 즐겁게 배움이 가능한 운동이다. 선체조를 생활 속에서 실행하기 위해서는 특별한 사람이 될 필요도 없고 특별한 것을 알아야 할 필요도 없다. 많은 사람들이 이런 선체조를 통해 건강과 삶의 행복으로의 지름길을 되찾는 모습을 보는 것은 큰 기쁨이고 보람이다. 어떠한 상황에서도 누구나 할 수 있는 건강한 삶을 위한 확실한 투자가 선체조이다.

3. 몸은 운동을 필요로 한다.

인간은 일생을 통한 성장 과정에 적절한 운동을 꾸준하게 필요로 한다. 적절한 운동으로 체력을 증진하면 사망률이 낮아진다고 한다. 운동이 수명 연장에 도움이 되어 장수를 한다. 주위에 계시는 장수 노인을 살펴보면 항상 몸을 부지런하게 움직이면서 살아 왔음을 발견 할 수 있다. 노화 과정에 따른 골격근의 양과 근력의 감소, 지구력, 유연성 감소를 일상 생활 속에서 지속적으로 신체를 움직임으로써 백세 장수로 보상 받았다. 결국 아프지 않고 건강하게 살 수 있는 방법은 인생을 장거리 마라톤이라고 여기며 꾸준하게 운동을 하면서 살아가야 하지 않을까? 어쨌든 운동은 평생의 과제임에 분명하다.

그러나 눈부신 과학 기술의 발달은 물질적 풍요와 생활의 편리함을 가져 왔다. 하지만 운동량 부족으로 운동도 일부러 시간을 만들어 해야 하는 시대다. 하지만 대부분은 과속 문화의 병폐로 시간이 없고, 몸이 아프다는 등의 핑계로 운동을 멀리 하기 쉽다. 운동 부족, 잘못된 생활 습관으로 대표되는 비만 중에서도 '복부비만'이 문제가 되는 것은 면역체계의 과민 반응을 일으키는 것은 물론 고혈압, 고지혈증, 당뇨병, 대장암과 같은 성인병의 주요인으로 지목되고 있기 때문이다. 특히 소아비만인 경우는 성인 비만으로 이어질 위험이 높을 뿐 아니라 성장에 문제가 될 수 있어 단순한 현상이 아니라 질병으로 규정하고 있다. 이와 같은 질환들은 운동과 관련이 깊다고 한다. 따라서 운동의 생활 습관을 잘 실행함으로 이러한 질병을 충분히 예방이 가능하다. 또 허리 디스크도 '운동부족병'으로 부르기도 한다. 실제로 허리 통증의 유발 원인을 조사해 보면 잘못된 자세보다는 운동 부족으로 나타나는 비율이 더 높다고 한다. 이 같은 운동부족이 허리 통증의 원인이 된다는 것이다. 그러나 연령에 맞지 않는 지나치게 격렬한 운동은 오히려 사망률을 높인다. 운동도 약과 같아서 남용했을 때는 부작용이 나타나게 마련이다. 그래서 과도한 운동은 몸이 골병들게 한다. 전문적인 운동선수의 평균수명이 다른 직종과 비교해보면 짧은 편이고 직업적 운동선수와 일반인 사이의 사망률에도 큰 차이가 없음을 통해서 알 수 있는 사실이다. 그러므로 장수와 건강을 위해선 적절한 운동량에 의한 규칙적인 운동이 필요함을 강조하고 싶다. 나이에 상관없이 지속적으로 몸을 움직일 수 있는 운동만이 가장 좋은 운동방법이다. 그리고 이에 따른 적합한 운동 처방이 꼭 필요하다.

4. 마음에도 귀를 기울이세요!

건강을 지키는 비결은 몸과 마음의 조화이다. 우리의 육신인 몸을 가만히 살펴보면 셋방살이와 같다고 할 수 있다. 임차 기한이 끝나면 건물을 비워주듯 인간의 몸도 수명이 다하면 죽음으로 돌아간다. 우리의 몸은 인과 연으로 잠시 결합한 존재로서 살아 가다가 서서히 사라져 가야한다. 내가 한때 맡아서 있다가 되돌려주고 나와야 한다. 이런 몸은 마음 따라 움직이는 리모콘 번

선체조의 목적

호에 따라 나타나는 TV 화면과 같아서 마음의 움직임에 지배를 받는다. 그래서 마음 따라 몸이 움직이므로 몸의 건강은 마음의 건강이 전제 되어야 한다. 마음을 다스리면 몸은 저절로 바르게 된다. 우리는 건강한 삶을 살기 위해서는 마음에도 귀를 기울여 보아야 한다. 그러나 마음을 다스리는 것은 결코 쉽지 않다. 하루에도 몇 번씩 사소한 일에 관심을 기울이고 마음이 줏대 없이 요동친다. 어떤 마음을 가지고 있느냐에 따라 몸으로 행동하게 되며, 거듭 반복되는 행동이 습관으로 굳어지면 그게 바로 현재 내 삶의 모습이 되는 것이다. 바로 그 결과가 인생의 그릇 안에 담겨져 있다. 그러므로 처음 어떤 마음을 일으키는지는 무척 중요하다. 그렇다면 우리는 어떻게 하면 좋을까?

선체조가 좋은 방법에 하나이다. 선체조 수행은 스트레스로 경직된 마음과 몸의 긴장을 이완시켜 준다. 긴장하고 있는 마음이 몸을 지배하고 있는 것을 유연하고 부드럽게 해주어 신체의 조화를 도모해준다. 선체조는 마음의 긴장을 풀어주고 최상의 몸을 유지하도록 도와준다. 마음의 평화와 안정을 찾는 것이다. 몸과 마음이 바뀌면 삶의 방식이 바뀌고, 삶의 방식이 바뀌면 고통에서 벗어나 행복한 인생을 그릴 수가 있다. 선체조가 궁극적으로 추구하는 것은 심신心身의 수련을 통하여 샘솟는 맑고 향기로운 영혼을 고양하는 일이다. 그래서 현재 선체조를 통해서 많은 사람들이 건강을 되찾고 유지하고 있다.

03 선체조의 효과
나비行論 (나비 한살이 프로그램)

　선체조는 몸과 마음의 건강을 위한 수행 방법이다. 이러한 선체조를 나비의 한살이(나비行論)에 비유하여 누구나 쉽게 이해하고 실천하여 높은 수행의 경지로 안착하도록 하였다. 체조에 입문하여 건강하고 행복한 참된 삶을 살고자 하는 많은 이들에게 좋은 길잡이 역할을 하는 프로그램이 될 수 있으니 잘 새겨두기 바란다.

　나비는 자기계발, 변화, 변용을 상징한다. 또한 아름다움, 건강함, 지혜, 깨달음, 자기완성을 상징하기도 한다. 자연 속에 살아가는 나비의 한살이를 관찰해 보면, 당초 보잘 것 없는 작은 알이 공력을 다한 끝에 궁극적인 경지에 도달하여 한 마리의 나비가 되어 아름답고 화려한 상승의 날개짓을 하면서 완전한 자유를 얻어 훨훨 날아다닌다. 나비라는 완전한 개체가 되기 위해생명 에너지를 품고 있는 알에서 부터 몸과 마음을 부지런히 움직여 정진해야하는 애벌레 시기를 지나면 번데기처럼 딱딱한 껍질 안에서 참고 인내하는 시기가 이어지고, 드디어 나비가 되어 자유롭게 날아다니는 종착역에 안착한다. 인간

선체조의 효과

의 몸과 마음도 갑자기 성장할 수 없다. 자기완성의 성장은 언제나 단계를 밟아야한다. 선체조도 인간이 알 ⇨ 애벌레 ⇨ 번데기 ⇨ 나비가 되어 가는 단계적 수행과정이라 할 수 있다. 모든 것은 고정됨이 없이 끝없이 변한다. 이를 제행무상諸行無常이라한다. 인생 자체도 끊임없이 변화 되지 않을 수 없으며 우리 역시 이런 변화과정에서 여러 발달 단계와 경험을 거친다. 자기완성에 도달하기까지의 과정에서도 여러 가지 효과를 얻을 수 있어 몸과 마음은 단계적으로 성장할 수 있다. 그러므로 자신에게 한계를 설정하지 말자. 성심성의껏 수행하면 인생의 각 단계는 깨달음에 대한 의식의 성장을 동반할 것이다. 그래서 우리 자신이 간직하고 있는 생명력을 깨워 알에서부터 시작하여 순차적 단계별로 끝내 아름다운 나비의 몸이 되고자 추구해 나가는 것이 선체조이다. 선체조는 자기 자신의 건강을 위하여 스스로의 실천을 강조한다. 능동적으로 부단한 수행을 통해 인간의 몸과 정신을 변화시킨다. 자기도 모르는 사이에 몸과 마음이 바뀐다. 이렇게 변화된 몸과 마음에서 방사放射되는 에너지가 당신의 삶을 더욱 행복하게 바꾸어 줄 것이다. 선체조 나비행론으로 수행하면서 사는 삶이 얼마나 행복하고 즐거운 일인지 그 길을 제시하고 있다. 이 모든 것이 당신의 심신心身을 효율적으로 향상시킬 것이다. 이제 선체조 수행은 인생에서 가장 중요한 일이 되고 살아가는 삶의 방식에 깊은 영향을 줄 것이다. 그리고 믿음은 점점 더 깊어지고 성장할 수 있도록 당신을 이끌어 갈 것이다. 열심히 수행하자.

나비行論

(나비 한살이 프로그램)

선체조의 효과

단　　　계

01 초발심 갖기 | 알

하고자 하는 초심의 마음을 씨앗으로 삼고 수행에 정진하는 단계이다.
초발심자는 배움에 노력을 중단 하지 말라!

02 몸과 마음 길들이기 | 애벌레

자신의 몸과 마음을 다스림에 공력을 다해야 하는 단계이다.
몸과 마음은 모든 법의 근본됨을 명심하라!

03 몸과 마음 관찰하기 | 번데기

스스로 안을 살피고 통찰하여 '참 나'를 찾고 숨어 있는 '나쁜 습관'을
뽑아 내야한다.
자기부터 바로 잡아라!

04 자기 완성하기 | 나 비

다른 사람들과 함께 함으로써 완전한 자기완성을 이룰 수가 있는 단계이다.
마침내 몸과 마음이 삶의 고통에서 벗어나 대자유를 누리는 경지이다.
나의 거울인 다른 사람과 관계도 소중히 여겨라!

선체조를 위한 1단계 (알)

　건강을 위하여 선체조에 입문하려고 첫 마음을 냈다면, 그 순간부터는 바른 믿음을 가지고 실천하는 수련자가 되어야한다. 선체조 수련법에 따라 수행하고 가르치는 스승을 믿고 따르는 것이다. 건강을 찾고자하는 사람이 가장 필요한 것이 무엇일까? 아름다운 나비처럼 건강한 몸과 마음을 가지고자하는 초발심을 내는 것이다. 처음 먹는 마음을 초발심이라고 한다.『화엄경』'초발심시변정각初發心時便正覺'이라는 말이 있다. 이는 '처음 세운 마음이 변하지 않고 그대로 있으면 곧 뜻을 성취하게 된다'라는 말이다. 즉 첫 마음을 내는 그 순간이 가장 중요하다는 의미이다. 대부분의 사람들이 뜻을 세우지만 시간이 점점 지나가면 그 첫 각오는 이런저런 핑계때문에 변한다. '요즈음, 새로운 운동이 유행인걸!' '차라리 다른 운동이 좋지 않을까?' 하는 조급한 마음에 쉽게 선체조를 그만 두는 경우도 허다하다. 그러지 말고 변함없이 꾸준히 수련하여 자신의 건강을 돌보는 것이 현명하다. 건강한 몸과 정신을 얻기 위해서 반드시 지속적인 실행이 필요하다. 선체조를 하는 과정에서는 처음 마음, '초발심'을 접는 것은 금물이다. 실천하지 않으면 아무런 의미가 없다. 그러므로 비록 힘들고 어려워도 멈춤 없이 부지런히 수련해야 한다. 이러한 마음가짐과 실천력이 당신의 몸과 마음을 더욱 맑고 청정하게 하는 것이다. 겨자씨만한 한 톨의 작은 불씨로 높은 산처럼 쌓여 있는 마른풀을 다 태울 수 있듯, 내 안에 잠자고 있는 내면의 힘을 키워 궁극적으로는 건강한 삶을 살아야한다. 생명을 품고 있는 작은 알에서 깨어나야 한다. 알에는 아름다운 나비의 생명을 펼쳐낼 수 있는 인자가 박혀있기 때문이다. 아무리 좋은 운동이 있어도 내가 실행하지 않으면 아무 소용이 없다. 알 같이 작은 초심에서 출발하여 선체조를 하다보면 내 몸과 마음이 예쁜 나비로 변한다. 반드시 공 모양으로 둥글고 작은 알 내면에서 힘찬 생명력을 틔운다.

선체조의 효과

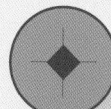

일어나서 노력하라. 자기가 갈 곳을 만들라. 대장장이가 녹을 제거하듯 자기 자신의 녹슨 곳을 제거하라. 녹을 제거하고 나쁜 짓을 하지 않으면 마침내 좋은 세상에 이르게 되리라.

| 소부경전

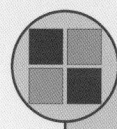

알 단계의 마음 공부

- 선체조 운동이 좋다 싶으면 그냥 행동으로 옮기자. 하다 보면 그 과정 속에서 '정말, 좋구나!' 하고 알아챌 것이다.

- 가끔, 운동을 해도 몸의 변화가 없다고 생각하지만, 시간이 지날수록 당신의 몸은 나비의 몸으로 빛나게 될 것이다.

- 얼마나 열심히 선체조를 했는지 생각보다 몸이 먼저 알 수 있다.

- 사람은 누구나 처음에는 선체조를 열심히 한다.
  하지만 문제는 그 초심이 얼마나 오래가느냐 하는 것이다.

- 선체조를 하면서 얼마나 열정을 가지고 있느냐가 아니라, 그 운동을 하면서 얼마나 오래하느냐는 마음이다.

- 처음, 어떤 경우든 기죽지 말자. 당신의 몸과 정신이 아름다운 나비로 탄생할 수 있는 인자를 가지고 있다.
  아직 선체조가 서툴러도 당신은 이미 나비의 알이다.

선체조를 위한 2단계 (애벌레)

알의 단계를 지나면 몸과 정신 건강이 한층 상승한 상태이다. 열심히 먹잇감을 섭취하여 몸에 에너지를 축적하는 애벌레처럼 선체조 수련자도 열심히 몸을 움직이고, 부지런히 마음에 낀 먼지를 털어 내야 된다. 선체조 수행이 향상되어감에 따라 몸과 마음의 조화로운 길들이기는 더욱 강조된다. 따라서 완벽을 향하여 나아가는 수련, 즉 불완전한 몸과 마음을 지닌 나를 완전한 나로 만들어나가는 본격적으로 수련하는 단계이다. 자기가 완성되어 가는 모습을 보는 것이다. 때론 부족한 '나', 밉상인 '나'의 모습 일지라도 내가 나를 사랑해야 한다. 아무리 보잘것없어 보여도 나를 존중하고 관심을 기울여 사랑스러운 마음으로 대해야 한다. 내가 나를 보듬어 주면서 아픈 마음을 어루만져 주어야 한다. 아픈 마음에서 몸도 병들어 간다. 몸만 아픈 경우는 있을 수가 없다. 인간의 질병은 몸과 마음 그리고 영혼 사이의 균형에 장애가 발생했다는 표시이다. 아픈 마음으로 인하여 잘못된 행동에서 질병이 생겨난다. 먼저 마음부터 편안하게 다스려야 모든 병이 낫는다. 고로 새로운 힘을 가다듬어서 건강한 삶의 길로 나아갈 수 있도록 치유의 실마리를 찾는 일이 중요하다. 선체조가 우리에게 가르쳐주는 점은 바로 이것이다. 즉 건강의 길, 마음의 길을 다시 찾아내는 것이다. 그러므로 선체조 수련은 몸과 마음의 연관관계를 알아가는 배움의 과정임을 인식하고 있어야 한다.

선체조는 힘겨운 수련 끝에 비로소 건강과 기쁨을 보상 받아 누리는 것이 아니라, 시작하는 그 순간부터 건강과 즐거움을 함께하는 운동임을 알아야 한다. 이때부터 선체조 효과를 알기 시작하고, 수련하는데 힘이 덜 들며 수행에 점차 가속도가 붙게 된다. 선체조가 주는 건강과 행복을 찾아서 자신의 삶을 씨줄과 날줄로 엮어 실천한다면 그 위력은 자못 클 것이다. 그러면 당신의 몸과 마음은 서서히 그리고 확실하게 조화를 이루며 바뀌어간다.

선체조의 효과

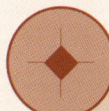

몸에 병이 없으면 가장 큰 은혜요,

만족할 줄 아는 것이 가장 큰 행복이니라.

| 법구경

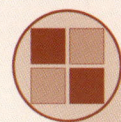

애벌레 단계의 마음 공부

- 뒤처짐에 쫄 필요 없다. 선체조에는 금메달, 은메달, 동메달 순위 매김이 없다.

- 결과, 목표만 따져 무조건 열심히 하는 것도 때론 건강에 독이 된다.

- 몸이든 마음이든 허겁지겁 바쁘게 하면 골병든다.
  천천히 또 천천히 하면 된다.

- 수련자는 다른 사람과 경쟁심을 갖지 말자.
  내 몸 상태에 얼추 맞으면 된.
  나는 남과 다를 수 있다는 것을 인정하자.

- 내 선체조 동작이 어설프다고 '남 부끄럽다' 생각 말자.
  남을 만족시키는 운동이 아닌 나를 만족시키는 운동을 하자.

선체조를 위한 3단계 (번데기)

딱딱한 껍질 안에 꼼짝 없이 갇힌 번데기는 그 상태로 홀로 추운 겨울을 보낸다. 찬 겨울날 철저히 껍질에 에둘러 싸여 밝은 바깥세상을 보지 못하고 어두운 좁은 공간에서 내 모습만 바라보아야 하는 단계이다. 하지만 껍질 안에서 가만히 고요하게 있는 주인공은 누구가요? 비록 작은 공간에 틀어 박혀 있지만 주인공은 바로 '나'이다. 주인공이 언제나 빛나는 참다운 나임을 잊지 말아야한다. 지금까지는 자력과 타력의 요소가 혼재하여 수련하였다면, 지금부터는 철저히 내부지향적이며 자력적으로 수행해야 한다. 다시 말해서 밖을 향해서 무언가를 구하고자 하는 것이 아니라, 스스로 돌이켜 '참 나'를 찾아야 한다. 이젠 내면을 보자! 자기 자신을 안으로 살피는 명상을 하지 않으면 안된다. 의식의 돋보기를 자기 자신에게 돌려 현재 일어나고 있는 마음과 몸의 상태를 관찰하는 것이다. 자신을 객관화시켜야 하는 방향으로 수행해야 한다. 즉 현재 상황에 대한 정확한 인식을 가져야 올바른 판단을 내린다. 몸과 마음이 고통에 찌들고 시달려 살아가는 인생이라도 본래의 내 몸과 마음은 이지러짐이 없다. 본래의 내 몸은 건강하며, 본래의 내 마음은 청정심을 가지고 있었다. 있는 현상 그대로의 사실에 알아차림으로 본성을 통찰하여 수련을 해야 한다. 이 때 우리는 자신도 모르고 있는 뿌리 깊은 나쁜 습관을 발견하게 될지도 모른다. 건강에 해로운 습관을 가졌다며 부끄러워하며 곧 바로 고쳐서 스스로 새롭게 태어나야 한다. 건강에 나쁜 습관을 좋은 습관으로 바꾸어 마침내 건강한 삶을 완성해야한다. 그러면 병고는 물러가고 마침내 행복한 삶을 얻을 것이다. 하지만 이것을 유지하려면 지속적인 선체조의 숙련과 연습이 필요하다. 이렇게 하지 않으면 갑자기 몸과 마음의 균형을 잃어버릴 수도 있다. 여전히 끈기 있게 인내심이 요구된다. 선체조를 반복해서 계속하다보면 균형 잡힌 심신心身이 한 단계 더 나가 자연스러워지며 강하게 된다. 늘 자신의 몸과 마음을 알아차리자! 매 순간 인지認知하여 숨겨진 몸과 마음을 드러내고 살펴보는 일이 중요하다.

선체조의 효과

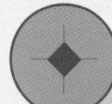

육신은 나를 얽어매는 굴레이니라, 육신의 욕구와 욕망은 정신을 얽어매는 굴레이니라, 이와같이 감정과 생각에 매달리는 것과 자기중심적 사고방식도 우리를 얽어매는 굴레요, 족쇄이니라.

| 아함경

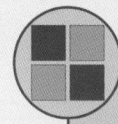

번데기 단계의 마음 공부

- 참! 희한안 일이다. 선체조 동작이 쉽게 보인다.
  그러나 하면 할수록 몸과 마음이 고맙다고 박수칩니다.

- 선체조를 배우는 과정 하나하나가 즐거워야 합니다.
  그러다 보면 건강이 차근차근 좋아집니다.
  과정의 즐거움이 없으면 그게 바로 고통입니다.

- 일단 선체조를 시작 했다면 내 몸을 믿고 기다려 주는 것도
  수행중 이다.

- 나비 나는 모습을 보면 곡선으로 날지 절대로 직선으로 날아다니지 않습니다. 그래서 나비의 날개짓이 더 아름답게 보이는 것입니다.
  인생도 쭉쭉 잘나가는 것만이 좋은 것이고 성공이 아닙니다.

- 나는 추운 겨울을 마다하지 않는다.
  추운 겨울 역시 봄처럼 만물의 존재에 꼭 필요한 것임을 알고 있다.
  하물며 인간의 삶에 그런 과정이 없을 리 있겠는가?

선체조를 위한 4단계 (나비)

선체조를 수행해서 자기완성 상태가 된다는 것은 몸과 마음과 영혼이 균형과 조화를 이룬 단계를 말한다. 언제나 선체조의 궁극적인 목적을 잊지 않으면 완성된 정상의 삶에 이른다. 그리고 당신이 전에는 경험 해 본 적이 없는 자유로움을 느끼게 된다.

마침내 보기 흉한 껍질을 스스로 벗어 던지고 날개돋이를 한 뒤 아름답게 자유로운 삶을 누리는 나비가 되는 단계이다. 즉 알로부터 시작하여 드디어 나비가 된다. 생김새도 아름답고 날개를 펼쳐 나는 모습도 강하게 보인다. 이 때 나비는 푸른 하늘 아래에서 마음껏 춤추며 날아다니면서 자연의 품에서 자신의 존재를 구현한다. 여기서 '나비'란 최후에 깨어난 자기완성된 모습을 말한다. 여러 과정을 거쳐 화려하게 변신하는 나비의 일생은 있는 그대로를 완전히 받아들이고 살아 온 완성된 인생의 드라마라 할 수 있다. 이렇게 놀라운 모습으로 변신한 나비의 모습이 바로 당신이 될 수 있다. 그러나 완성된 아름다움을 지닌 나비의 모습이 과정의 끝을 의미를 하지는 않는다. 이런 변화를 의식 할 때 당신을 성장케 하는 또 하나의 기회로 받아들이게 된다.

연기법에서 말하기를 모든 것은 결코 끝나지 않는 하나의 원처럼 인연의 고리로 연결되어 있다. 받아들이든 받아들이지 않든 좋든 싫든 우리 모두는 서로 얽혀 연결되어 있다. 모든 것이 서로 관계를 맺으면서 공생하므로 각각의 소중함은 여러 대상들과의 관계에서 이루어짐을 깨달아야 한다. 대자연 안에서 홀로 아름다운 나비는 상상 할 수 없다. 한 마리의 나비가 아름다운 까닭은 따사한 햇살이 품은 드넓은 대지와 꽃에서 뿜어져 나오는 향기가 있기 때문이다. 인간의 삶도 이와 다르지 않다. 우리도 혼자 살 수 없다. 원래 인간도 무량무수無量無數의 인연으로 묶여져 서로 연관된 에너지가 연속적으로 흐르고 있다. 즉 부모가 건강하고 행복하지 않으면 자식이 행복할 수 없다. 몸과 마음의 건강은 자신은 물론 타인의 삶도 소중하게 여기는 행복한 삶의 초석이다. 건강한 몸으로 마음이 평안하면 다른 사람들에게도 동질의 자비로운 에너지 파동이 흐른다. 진정한 행복은 다른 사람과의 더불어 기대고 비벼가며 사는

선체조의 효과

관계에서 찾을 수 있다. 자연의 일부인 우리 인간도 나만의 행복이란 있을 수도 없고, 있다고 하더라도 그러한 행복은 곧 사라져 버리고 만다. 그래서 함께 기쁨함이다! 다른 사람들과 더불어 아름답고 활력이 있는 행복한 생활을 영위하는 것이다.

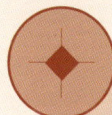

> 현명한 사람은 육신을 나라고 보지 않고, 내 것이라고 여기지도 않는다. 그래서 육신이 변모하고 쇠약해져도 근심하지 않고 고뇌하지도 않으니, 바로 이런 경지에 이르러야 '마음에 병이 없다.'고 할 수 있느니라.
>
> | 아함경

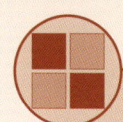

나비 단계의 마음 공부

- 운명는 왜 이렇게 나에게만 성가시게 굴까요? 그것은 마음에 짊어지고 있는 무거운 짐을 내려놓으라는 감독님의 싸인이다.

- 마음에 덕지덕지 덧붙어있는 군더더기 살도 선체조 운동으로 빼야한다. 운동하지 않으면 약물과 술에 의존해야 합니다.

- 지금 현재와 이후로 선체조로 수양하는 사람, 이런 삶이야말로 몸과 마음이 조화로운 삶이 아닐 수 없다.

- 그 누구도 인과의 그물망은 피해 갈 수 없다.

04

좋은 습관 길들이기

건강한 몸을 유지하는 10가지 습관

좋은 습관 길들이기

01 문명인의 생존법

　지구촌 문명인이 스트레스로 인한 질병에 시달리면서 살아가야만 하는 환경에 직면하고 있다. 마음속에서 일어나는 울화통, 불안, 걱정, 분노, 괴로움, 슬픔 등을 통틀어 흔히들 사용하는 말이 스트레스이다. 이 모든 것이 스트레스를 만들어 낸다. 이로 인하여 정신이 무너져 '평정심을 잃은 상태'를 신조어로 맨붕mental 崩壞이라고 한다. 이런 신조어는 현 세태상을 반영하고 있다. 맨붕이라는 용어를 자주 쓰는 경우는 '갑작스러운 일이 생겨 당황할 때' '분노를 느낄때' 맨붕이라는 말을 큰 거부감 없이 쓴다고 한다. 맨붕이 최고의 유행으로 뜨는 것은 고용 불안과 경기침체로 인하여 팍팍한 우리 생활상과 관련이 있다. 우리를 맨붕으로 몰아넣는 일이 참으로 많이 있다. 경쟁에 따른 좌절, 빈부격차에 따른 양극화 심화, 취업에 대한 스트레스, 노후불안 등 이다.

　그래서 비관적인 분위 탓으로 밤에 잠을 못자는 불면증 환자가 늘어나고 있다고 한다. 수면 장애로 잠을 못자 병원 정신과 치료를 요하는 환자가 많다. 그런데 실직으로 직장에서 쫓겨나고 빚으로 집이 경매로 넘어가면 물론 잠을 이룰 수가 없다. 하지만 많은 사람들이 미리 '나도 곧 그럴지도 모른다.'는 불확실한 미래를 가지고 근심 걱정으로도 잠을 못 잔다고 한다. 사람들은 미리 대비해야 할 일은 하지 않으면서 미리 앞서 걱정을 하지 않아도 되는 걱정을 한다. 한 마디로 쓸데없는 근심 걱정을 하는 경향이 있다. 이런 두려움에 잡아먹히지 않으려고 고통스럽게 벌벌 떨고 있다. 온갖 잘못된 세속적인 고민을 껴안고 자신을 번뇌의 감옥에 스스로 가두고 살아가고 있다. 고통을 덜기 위해서 노력하지 않고 가슴에 담아두면 고통은 점점 더 커지기만 할 뿐이다. 그래서 이 세상 모든 고통이 나의 것이 되고 만다. 이 고통으로부터 벗어나는 해답은 의외로 간단하다. 자연이 있는 숲이나 사람이 살아가는 벼룩시장을 한번 가보자. 그곳은 머리를 가득 메웠던 힘들어하는 내 마음을 훌훌 털어내고 오랜만에 눈과 귀를 말끔히 씻을 수 있는 기회를 제공한다.

1. 숲길이라도 걸으면서 생각해보세요.

사는 것이 힘들다고 느끼면, 종일 방구석에만 틀어 박혀서 하는 생각보다는 한적한 숲길을 두 다리로 걸으면서 생각하다보면 복잡한 머리 속에서 인생의 고뇌와 돈 걱정을 잠시나마 비울 수 있다. 텅 비운 머리에는 부지불식중에 왠지 모를 창의적이고 균형 잡힌 생각으로 채워진다. 숲길을 홀로 게으르게 천천히 걸으면서 아픈 마음 괴로운 마음을 밖으로 다 토해 내자. 그러면 반드시 숲길이 '살아야 할 이유'를 선물한다. 숲길로 떠나기 전 나의 마음이 '절대 절망'이었으나 돌아 온 뒤 나는 '희망 충전'으로 가슴이 충전되어 있음을 발견한다. 어느새 마음이 가벼워져 있다. 허약해진 마음 통증을 추스르면서 앞으로 한 걸음씩만 나아가면 된다.

2. 벼룩시장에 한번 나가보세요.

최근 도시 곳곳에 벼룩시장이 많이 생겨났다. 그러니 인생살이 시름이 더하면 방바닥을 뒹굴면서 집에만 있지 말고 주머니 가볍게 하여 벼룩시장 마당을 떠들썩떠들썩한 북새통 속으로 들어가 보자. 그곳에는 연세 지긋한 노인부터 어린아이까지 온가족이 사고팔러 나온다. 중고품인 옷, 액세서리, 장난감

좋은 습관 길들이기

등 판매 물품도 다양한 편이다. 눈으로라도 실컷 쇼핑하자. 초등학교 학생으로 보이는 어린아이가 혼자 나와서 필통과 공책 등을 파는 모습도 볼 수가 있다. 그러면 시장의 활기찬 생동감, 아이의 해맑은 얼굴이 주눅이 들어 있는 칙칙한 내 마음이 왠지 부자가 된 기분으로 전환 될 것이다. 사람으로 다친 아픈 마음은 사람 속에서 풀어야 한다. 그러니 절대로 피하지 마세요. 내겐 계속 살아야 할 이유가 분명 있으니까!

02 잠자야 하는 증거

일요일 아침, 청소년 법회에 나오는 아이들을 보면 늘 잠이 부족한 듯하다. 충분한 수면 시간을 가지지 못해 우선 건강이 염려된다. 잠을 자야할 권리를 박탈하고는 있지 않은가 되짚어 본다. 청소년들에게 있어서 수면의 중요성은 신체성장이나 학습능력에 있어 더할 나위 없이 중요한 요소이다.

인간은 자연의 순환원리에 따라서 살아야한다. 태양과 함께 일어나고 달과 함께 잠들어야한다. 햇빛이 있는 낮에는 공부해야 하지만 밤이면 잠들어야 한다. 그러나 어른, 아이 할 것 없이 모두 저녁이 시작되면 바빠지기 시작합니다. 아버지는 회사 회식, 친구 모임을 핑계로 식당으로 술집으로 간다. 어머니는 연속 드라마 때문에 TV상자 앞으로 모인다. 아들, 딸들은 학교 공부 끝나고 학원으로 사라진다. 그러다보니 가족 모두가 한 자리에 모여서 저녁 식사하면서 도란도란 이야기할 기회조차 없다. 서로 얼굴 잊고 산다고 한다. 딸이 엘리베이터 안에서 오랜만에 아빠를 보면 이웃 나쁜 아저씨를 만난 듯 서먹서먹하고 어색하단다. 정말 우려스러운 일이다. 나를 위한 시간을 밤에게 빼앗기고 산다. 삶의 중요한 일부분을 도둑 당하고 살아간다.

처음에는 얕은 잠을 자다가 이윽고 깊은 잠으로 빠져들어가게 된다. 깊은 잠을 잘 때는 근육은 쉬고 심장과 폐도 휴식을 취한다. 에너지를 별로 사용하지 않으므로 숨도 천천히 쉬고 심장도 천천히 움직인다. 그런데 깊이 잠들고 있으면 이상한 일들이 일어난다. 꿈을 꾼다. 꿈을 꾸면서 우리 뇌는 정리를 한다고 한다. 새로운 정보를 접한 직후에 잠을 자면 기억이 더 잘된다는 연구결과가 나왔다. 학교 시험준비나 사업계획 발표회의 마무리는 잠들기 직전에 하는 게 효과적이라는 의미다. 암기과목은 아침보다 저녁에 공부하는 게 유리하다. 뭔가 새로운 것을 배운 직후에 잠을 자면 그 내용이 더 잘 기억된다는 것을 우리의 연구결과는 보여준다.

좋은 습관 길들이기

공부를 한 뒤에 잠시 눈을 붙이는 것이 공부한 내용을 더 잘 기억하는 데 도움이 된다. 수면은 단기 기억 및 장기 기억에 모두 효과가 있다. 따라서 만약 어떤 것을 기억하고 싶다면 밤에 잠들기 전에 보는 것이 가장 좋다고 전했다. 잠을 자야 꿈을 꾸고 꿈을 꿔야 성적이 올라간다. 그러니 제발 학생들 잠 좀 푸~우욱 자게 하자.

03 땅 아래 농사꾼

늘 다니는 용주사 삼문 길옆에는 꽤 너른 화단이 마련되어 있다. 종류별로 꽃들이 열심히 피고 지는 자람터이다. 무심하게 살다보면 어느 날 문득 내 눈으로 쓰나미처럼 밀려 들러오는 꽃들을 보고 화들짝 놀라곤 하는 경우도 있다. 활짝 핀 무리지어 핀 꽃을 보고 또 한번 흘러가는 세월의 빠른 속도감에 몸이 오글쪼글하게 오그라진다. 오늘도 보니 큼직한 접시꽃이 제법 붉게 피어 보초병처럼 나란히 사이좋게 피어 있다. 가끔 화단 주위를 느긋하게 어슬렁거리다 보며 꽃과 풀잎 속을 놀이터 삼아 숨바꼭질하는 다양한 친구들을 만난다. 벌과 나비, 무당벌레와 풀무치가 보인다. 나비는 꽃잎 속에 긴 주둥이를 박고 달콤한 식량을 거두기에 바쁘고, 그 아래 낮은 풀 자리에는 강력한 턱을 지닌 풀무치가 연한 부위를 사각사각 갉아먹고 있는 중이다. 느닷없이 장난기가 올라오면 빨간 바탕에 둥근 검은 점이 찍혀 있는 등껍질을 쓴 깜찍한 무당벌레를 한 놈 잡아서 손바닥 위에 올려놓고 요모조모 살펴본다. 무당벌레는 살갗을 간지럽히며 살금살금 몇 자국 기어가다가 포르륵 비행하며 날아가 사라진다. 모든 친구들이 나하고 1촌 친구 맺자고 눈도장 찍기에 여념이 없다. 하지만 보고 싶은 지렁이를 만나기가 어렵다. 깜깜한 땅 속 지하에 있는 비좁은 토굴집에서 면벽참선 수행 중인가? 가부좌를 풀지 않고 선정 삼매에 들

155

었나? 땅 위에서 두 발로 다니는 수행자도 여름 안거가 해제되면 밖으로 외출을 하는데. 한번 쯤 땅 위로 나와서 나하고 놀다 갔으면 좋겠는데. 같이 꽃내음도 맡고 세상 돌아가는 구경도 한 번씩 하는 것도 괜찮은데… 변함없이 땅 밑에서 흙과 함께 같이 살아간다. 정말 알 수 없는 좋은 친구다. 땅을 일구는 농사꾼이다. 땅 위에서 두발달린 농사꾼이 열심히 농사를 짓는다면 땅 밑에는 지렁이가 농사는 짓는다. 몸 사리지 않고 너무 열심히 농사짓다보니 그만 알몸이 된 것인가? 지렁이 흙똥 덕분으로 화초의 대궁에는 싱싱한 꽃을 달고 농작물의 덩굴 끝에는 튼실한 열매를 맺는다. 그러면 여지없이 농부는 환하게 허허 웃고 만다. 우리 입으로 먹는 야채, 과일은 지렁이와 농부가 땅 속과 땅 위에서 연합합동작전으로 길러낸 먹거리이다. 사람이 먹을 수 있는 좋은 음식물 재료는 농부 혼자서 절대로 만들 수 없다. 자연이 숨은 일등공신이다. 무농약 유기농의 공로자이다. 유기농 채소값이 비싸고 인기를 받다보니 지렁이의 역할을 높이 평가 받고 있다. 비온 뒤에는 지렁이 친구가 나타난다는데… 지루한 장마가 지나면 다시금 화단을 둘러 봐야겠다. 그 때는 빨간 맨 얼굴을 보여 주겠지! 착한 친구, 좋은 농사꾼.

04 청춘 에너지 사용법

  희미하게 날이 밝아 오는 빛의 떨림이 시작되면 어김없이 법당으로 간다. 그곳으로 가기 위해서 방문을 열어 젖히면 바람에 실려 무엇인가 확하고 밀려 들어 온다. 도량의 새벽이 나에게 청청한 정신을 건네준다. 반복하여 걸어가고 있는 이 길 위에서 청춘이 훌 지난 지금 나를 곰곰이 살펴본다.
  청소년 법회에 참여하는 아이들은 나에게 많은 에너지를 전달해 준다. 청춘의 기운은 그들이 내게 준 선물이다. 청춘에서 발산하는 에너지는 태양처럼

좋은 습관 길들이기

강하고 심장처럼 뜨겁다. 이것은 위대한 힘의 표현이다. 그러나 나는 청소년들이 외적 꾸밈, 물질만 소유하고자 시간과 열정을 다 써버리기 때문에 배려, 겸손, 이해심, 인내와 같은 자신 내부의 힘을 키울 기회를 잃어가고 있다는 사실을 깨달았다. 이러한 기회 상실로 인해 감정적 고통의 문제에 직면하고 있다. 두려움, 불안감, 각종 중독으로 내몰려있다. 자기에게 충전된 에너지를 다 탕진하고 만다.

요즘 청춘은 스포츠카 같다. 고성능 엔진을 장착하고 날렵하고 단단한 차체를 자랑하는 경주용 자동차 같다. 포뮬러머신 차량 안의 온도는 50도까지 올라가서 후덥지근하다. 폭풍의 질주 때 드라이버는 강한 압력을 견뎌내야 한다. 이런 악조건에서 2시간 넘게 달리고 나면 몸무게가 4kg정도 빠진다고 한다. 또 속도 무한경쟁에는 반드시 사고가 발생한다. 충돌사고로 인하여 불꽃이 일어나고 멋진 차체는 산산조각 나서 여러 바퀴 뒹군다. 드라이버가 목숨까지 잃는 경우가 허다하다. 청춘, 젊음도 이와 같다. 내 몸에서 적당한 에너지만 사용할 수 있는 열정을 가지고 있어야한다. 청춘의 욕망과 감정을 절제하면서 어른으로 성장해야한다. 과도한 에너지를 사용하게 되면 몸과 마음이 황폐화되고 귀중한 생명마저 잃게 된다. 속도무한경쟁의 사회에서 자기 자신을 혹사하고 있다. 나 보다 앞서가고 있는 사람 때문에 자신을 자학하고 있다. 당신 보다 앞서가고 있다고 좋아하는 그 사람은 조만간 연료통에 연료가 바닥나고 떨어진다. 그러면 꼼짝 못하고 그 자리에 서있을 것이다. 그것은 분명한 사실이다. 그러니 남보다 앞섰다고 자랑하지 말고 뒤섰다고 눈물 흘리지 마라. 남이 나보다 한 발 앞서 간다고 부러워하고 시기도 하지마라.

지금 가지고 있는 청춘의 에너지를 과도하게 사용하지마라. 적절하게 사용하라. 현재 젊었을 때 훗날을 위해서 에너지를 축척해야한다. 미래에 꼭 필요할 때 다시 그 에너지를 꺼내어 쓸 수 있도록 사용하라. 지금 저장한 에너지를 가지고 세계를 무대로 뛰어 다닐 때가 있다. 고농축 된 에너지의 힘은 달나라를 뚫고 광활한 우주로 전파 될 것이다. 이것이 청춘 때 해야 할 일이다. 청춘의 에너지를 과하게 사용할 것인가? 적절하게 사용할 것 인가? 아름다운 내 인생을 아무렇게 탕진 할 수 없는 것이다. 마지막 결승점에서 축배의 샴페인을 터트리는 드라이버가 되라. F1역사상가장 많은 기록을 경신하고 가장 많은 우승을 차지한 독일 자동차 경주 선수가 있다. 전설적인 카레이서 미하엘슈마허이다. 그가 이렇게 말했다.

"지는 것도 인생이다."

05 바람의 존재

바람의 존재는 눈에 보이지 않는다. 형상이 없기 때문이다. 그러나 가늘고 연약한 나뭇가지 끝에 달린 잎사귀가 팔랑 흔들리는 모습에서 바람이 존재한다는 사실을 분명히 알 수 있다. 역시 사람의 마음도 보이지 않는다. 그 사람이 선한 마음을 가지고 있는지 아니면 반대로 악한 마음을 가지고 있는지 정말 궁금한 경우가 있다. 마음은 기기묘묘해서 성인이 되기도 하고 악인이 되기도 한다. 그러면 그 사람의 행동을 유심히 살펴보자. 100% 정답지이다. 왜냐하면 행동이란 마음이 시키는 대로만 하는 로봇에 불과기 때문이다.

06 우리가 잃어버린 것

입맛도 잃어버리고 산다. 용주사 청소년 법회에 나오는 친구들은 대부분 중, 고등학교에 다니는 청소년이다. 이들이 대부분 좋아 하는 음식을 보면 열

좋은 습관 길들이기

량은 높지만 영양가는 낮은 즉석 식품인 햄버그, 피자, 그리고 돈까스 이다. 우리 고유 음식인 김치, 된장찌개 등 한식을 별로 좋아하지 않는 눈치이다. 그래서 나도 종종 패스트 푸드 음식을 주로 사주게 된다. 한편 아이들의 건강을 생각하니 내 마음이 불편한 것이 솔직한 심정이다. 어째서 우리 고유 입맛을 잃게 되었는지 안타까울 따름이다.

패스트 푸드, 인스턴트 식품과 같이 칼로리는 높으나 필수 영양소가 부족한 식품을 우리는 정크푸드Junk food라 한다. 정크 푸드는 지방과 염분, 유해한 식품첨가물이 많이 들어 있어 열량은 매우 높은 반면에 우리 몸에 꼭 필요한 비타민과 무기질, 섬유소 등의 성분은 전혀 들어 있지 않다. 그래서 비만과 성인병의 원인으로 지목되고 있다. 그런데 이들 음식이 워낙 중독성이 강한데다 외식문화로 일반화 되어 있다. 한식의 우수성이 전 세계에서 인정받고 있는 지금, 정작 한식의 주인인 우리 아이들은 '정크 푸드Junk food'에 빠져 있는 것이다. 우리 식생활 밥상문화가 패스트푸드 쪽으로 많이 기울고 있다. 유혹 당한 청소년들 입맛을 보면 건강에 관심이 갈 수밖에 없다.

이렇게 건강에 위협받고 있는 몸을 우리 토종, 고추장, 된장, 간장으로 차린 밥상이 지켜줄 수 있다고 믿는다. 가끔 투박한 뚝배기에서 보글보글 끓어 오른 된장찌개의 구수한 냄새만으로 식욕을 느낀다. 큰 그릇에 뜨신 밥을 퍼 담고 싱싱한 푸성귀를 종류별로 올리고 된장양념을 넉넉히 넣은 뒤 쓱쓱싹싹 비벼 먹는 그 맛이란! 먹을수록 건강해지는 기분이 드는 밥상이다. 몸이 좋아하는 소리까지 들린다. 아삭한 푸성귀와 짭쪼름한 된장이 들어간 밥 한 그릇으로 그 옛날 그리운 엄마의 정과 추억까지 덤으로 맛보게 된다.

그런데 이상한 것은, 어느 가게나 피자 맛은 거의가 비슷한 맛인데 된장찌개 맛은 집집마다 매우 다른 것이 신기하기도하고 궁금하기도 하다. 한국의 된장은 인공조미료MSG와 달리 자연스럽게 다양한 음식의 맛을 풍미있게 완성시켜준다. 해답은 다름 아닌 음식 맛을 좌우하는 장 맛내기 비법에 있었던 것이다. 전통 된장은 물과 공기와 콩과 장독에 달려 있다고 한다. 즉 장맛을 결정하는 것은 좋은 재료 뿐 아니라 햇빛과 공기 그리고 미생물과 같은 자연의 도움을 받아야 비로소 맛있는 된장으로 완성되는 것이다. 그리고 기다림이라는 시간의 숙성을 더 보태어 장독 안에서 곰삭아지면서 빚어지는 맛이다. 그 자연과 시간이 없다면 우리는 결코 구수한 된장을 맛볼 수 없다. 된장 하나에도 오덕五德의 도道가 내포되어 있다. 아무리 다른 맛과 섞여도 제 맛을 잃지 않는 단심丹心, 오래 둬도 변질 되지 않는 항심恒心, 기름지고 비린 냄새를 제거해 주는 불심佛心, 매운 맛을 부드럽게 만들어주는 선심善心, 어떤 음식과도 잘 어울리는 화심和心이다. 우리 한식은 급하게 먹는 음식이 아니라 재료를 만들고 발효시켜서 깊은 맛을 내는 음식으로, 음식하나에도 은근과 끈기가 들어 있어 기다림의 미학을 지니고 있다. 그러니 먹으면 감사한 마음이 저절로 우러나오는 음식이다. 오직 놀라움이 있을 뿐이다. 이렇게 만들어 먹은 옛날 밥상이 제대로 된 밥상이다. 어쩌면 사라질지도 모를 우리의 밥상 모습이다. 아쉽다, 아쉬워~.

07 늙은 느티나무 스케치

초록색이 절간을 채울 때면 나는 한가로이 늙은 느티나무 숲 아래를 거닐기를 좋아한다. 듬성듬성 넉넉하게 설치해 놓은 의자에 앉아 반쯤 눈을 내리깔고서 가만히 숨죽이고 있으면 겨드랑이 사이로 바람결의 부드러움을 느끼며 살랑살랑 가볍게 흔들리며 잎사귀가 서로 비비는 소리를 듣고 있노라면 새들이 떨며 부르는 고음의 소리가 내 귀를 열어 준다. 살아온 햇수만큼 탄력을 잃은 두 손바닥을 살며시 모으고, 먼지 뒤집은 쓴 마음을 이끌고 나는 잠시 명상으로 들어간다. 지금 나를 에워싸고 있는 늙은 느티나무는 말 없는 가르침(법

좋은 습관 길들이기

문)을 말해 주고 있다. 결코 편치 않은 세월을 살아 온 탓인지 모양새도 대충 그대로 닮아 있다. 긴 진창길을 숨가쁘게 달려온 표식이다. 큰 나무 둥치를 갑옷처럼 휘감아 두르고 있는 두텁고 투박한 피부를 보면 필시 세월의 년 수가 무척 오래된 듯하다. 갈라지고 섞고 터진 상처의 깊이만큼이나 느티나무가 모질게 겪은 시간의 흔적으로 껍질이 물고기 비늘처럼 너덜너덜 뜯어져 나간다. 그리고 고공에 걸려 있는 하늘이 그리워 위로 위로만 자라 땅으로부터 오지게도 솟구쳐 있는 그 높이는 실로 장대하다. 또 넓은 대지를 닮고 싶어 사방 옆으로 뻗은 그 품새는 막힌데 없이 터이고 넓다. 굵은 가지에서 잔가지로 이리저리 뻗친 모습은 서로 방해하지 않고, 서로 훼방 놓지 않고 각자 자기 몫대로 모양새를 짓고 있다. 가지는 긴 것도 있고 짧은 것도 있다. 굵은 것도 있고 가는 것도 있다. 그렇게 가지마다 차이가 있기 때문에 나무 전체가 아름다운 균형을 이룬다. 얼기설기 엉켜 있는 것 같지만 막혀 있지 않아서 마음대로 바람이 드나들 수 있고 햇살이 골고루 마음껏 오고갈 수 있으며 새들이 자유롭게 날아들 수 있도록 너른 품을 내어준다. 또 뿌리는 땅을 억세게 거머쥐고 서 있는 모습이 우람하다. 조화되어 한 몸이 된 늙은 느티나무이다. 오랜 삶을 살아내고 견딘 늙은 느티나무들을 마주하고 앉아 지나온 그들의 거센 삶의 넋두리를 잔잔히 엿듣고 싶다.

  용주사 사천왕상을 지나 일렬로 박석이 박혀 있는 길을 따라 안으로 들어오면 오른쪽으로 늙은 느티나무들이 먼저 눈에 들어온다. 때론 숲에서 일으켜 날아온 바람이 먼저 마중 나온다. 이곳에 뿌리박아 무리지어 숲을 이루었다. 숲을 이루어 자라고 있는 아름드리 느티나무는 이곳이 긴 역사를 간직한 곳임을 말해준다. 비록 한마디의 말도 없고 표정조차 지을 수 없지만 하루도 빠지지 않고 지켜본 과거의 풍상을 선명하게 간직하고 있는 생명체이다. 사찰의 얼굴 나무로서 위엄을 한층 돋보이게 한다. 느티나무 숲에서 잔잔한 고운 바람이 불면 상쾌한 소리나 이따금 강하고 성난 바람이 불면 스산한 느낌마저

전해진다. 그 소리를 듣는 사람들로 하여금 마음을 비우게 하고 남아 있는 마음조차 초월케 한다. 특히 고요한 밤이면 한가로운 기운이 넉넉하여 더욱 청량하다.

이윽고 초봄이 몰려왔다. 늙은 느티나무도 가는 가지에 연하디 연한 빛깔의 연녹색 어린 새순을 점점이 높이 매단다. 알몸으로 불어오는 겨울 언 바람의 고통을 인내하며 견딘 보상으로 쉼 없이 생명력을 가지 끝 마디마다 뱉어 놓는다. 오직 연초록빛 신명만이 날뛸 뿐이다. 나무는 새잎을 달면서 봄을 완성한다. 새순은 아무 때나 움트고 자라는 것이 아니라 때가 되면 저절로 자연히 싹이 튼다. 봄이 오면 싹이 트는 것처럼 인연을 만나면 될 것은 되기 마련이다. 억지 부리지 말고 때를 기다리면 된다. 늙은 느티나무가 겨울에는 봄을 기다리듯.

한 여름 더위가 극성일 때 나무 그늘 밑을 찾아 걸터앉아 있으면 무더위를 식히기에 충분한 곳이 되어 뜨거운 열기가 침범하지 못한다. 긴 의자 모양대로 벌렁 누워 허공을 바라보면 양산처럼 하늘을 가득 채운 초록의 모자이크 잎사귀 사이로 희끗희끗 보이는 오뉴월 염천에 자글자글 끓는 태양의 실체가 보인다. 그러나 타는 더위가 감히 뚫고 들어올 엄두조차 내지 못하는 느티나무 숲 그늘이다. 새삼 고맙다.

가을이 성하면 때를 놓치지 않으려고 늙은 나무도 예쁘게 색조 화장을 하고 화려한 단풍잎을 치맛자락 삼아 몸체를 뒤덮고 가린다. 익어가는 가을을 느티나무는 치맛자락에다 그린다. 가을이 되어 우두커니 서있는 나도 온통 붉게 끓어오르는 풍경에 넋을 잃는다.

겨울 밤새도록 눈발이 마구 날리어 내렸다가 개이면 눈꽃이 핀 절간으로 변해 이른 아침 하얀 눈이 검은 나무 가지에 쌓인 것을 보면 늙은 느티나무가 더욱 위풍당당 늠름하며 기품이 있어 보인다. 흑과 백의 대비로 잘 꾸민 동양

화를 보듯 그저 나도 행복할 수밖에.

　이처럼 느티나무는 세월의 흐름에 따라 끝임 없이 변화에 힘쓰고 잠시도 멈추지 않고 오체투지 수행중이다.

08 몸 따로 마음 따로

부처님이 긴 세월을 보내고 늙고 쇠약해졌을 때 이렇게 말했습니다.

"내 나이 여든이다. 이제 내 삶도 거의 끝나고 있구나. 여기저기 부서진 낡은 수레를 가죽끈으로 동여매고 억지로 사용하듯 여기저기 금이 간 상다리를 가죽끈으로 동여매 억지로 지탱하듯, 내 몸도 그와 같구나."

　잘 늙음은 수행자인 내게도 중요한 화두 중의 하나이다. 늙으면 몸과 마음이 따로 논다. 흔히들 "예전 같지 않어!" 하고 넋두리한다. 나이가 들수록 몸과 마음의 조화를 꾀하기가 어렵다는 말이다. 사람이 나이가 들어감에 따라 나타날 수밖에 없는 정상적인 과정이다, 몸이 늙는다는 것은 생존을 위한 변화이다. 최근 연구 결과에 의하면 젊은 세포 보다 오히려 늙은 세포가 강한 독성 자극에 더 높은 생존력을 보인다고 한다. 이는 생명체가 생존을 위하여 노력하는 과정에서 적응한 결과물이다. 그래서 생물학적으로 몸이 늙었다는 이유만으로 교체하거나 버리기로 대응함은 적절하지 못하다. 노화되어가는 신체를 고치거나 지연시켜야 한다.

　우리의 늙은 몸도 겨우 살아간다고 여겨진다. 그러므로 나이가 먹을수록 운동은 필수사항임을 알아야 한다. 우리 몸의 근육과 관절을 쓰지 않으면 뻣뻣하게 굳어 유연성이 떨어지고 점점 굳어져 간다. 어떤 부위가 굳었다는 것은 그곳의 에너지의 흐름이 원활하지 못하다는 증거이다. 몸 안의 에너지가 정상적으로 흐르지 못하고 어느 부위에선가 꽉 막히면 몸속의 기운이 탁해진다. 체내의 에너지가 제대로 흐르지 못하면 병이 발생한다. 뻣뻣하게 굳은 몸을 부드럽게 해주면서 그 기능을 정상으로 되돌리기 위해서는 운동을 해야 한다. 운동은 골병 난 고목나무가지에 단비를 뿌리는 구름과 같다. 몸에 맞는 적당한 운동은 노화, 질병을 막아 주는 최고의 보약이다. 부지런히 몸을 움직여야 한다. 그러나 지나친 운동량은 오히려 건강에 도움이 되질 않는다. 그래서 선체조가 적당하다. 선체조는 몸과 마음의 균형을 찾는 좋은 방법의 하나이다. 예전의 아름다움과 건강으로 복귀해야한다. 건강한 몸과 마음을 유지하여 가족과 사회에 부담을 주지 않는 노년의 삶을 살아야한다. 훨씬 건강한 심신心身으로 노인이라는 꼬리표를 확실히 잘라야 한다.

09 도공이 된 아이들

미완성의 그릇에 찰기 좋은 흙덩어리를 자르고 붙이고 떼고 구겨서 나름의 형태를 만들어 간다. 그 바탕에 다시 물고기 무늬, 연꽃 무늬. 추상적 문양 등을 그리는 모습은 사뭇 진지하다. 자유분방하고 어리광스럽게 그림을 단숨에 그려 넣는다. 자기 나름의 형상으로 공예미를 표현해 본다. 제법 그릇 모양이 조형되니 아이들 양손은 흙으로 덕지덕지 덮어쓰고 얼굴에도 흙이 들러붙어 있다. 망가진 얼굴을 서로 쳐다보고 자지러지게 까르륵까르륵 웃음소리가 터져 나온다. 공방의 허술한 지붕이 흔들리고 선반 위에 겹겹이 쌓아 놓은 그릇들이 요동친다. 몰입한 아이들의 얼굴에는 청자, 분청과 백자의 그릇을 빚든 옛 도공의 얼굴이 겹쳐 보인다.

좋은 습관 길들이기

　한국 도자기의 아름다움이 세계적인 평가를 받게 된 것은 옛 도공들의 마음씨와 혼이 곁들여져 있어서가 아닐까? 도자 공예는 도공의 마음씨와 조형의 역량을 분명하게 보여주는 실용적인 미술이다. 한국인의 삶과 꿈 그리고 아름다움의 추구를 담고 있는 그릇의 맛과 멋을 살펴보면 형태로는 단순함을 밑바탕을 이루며 색채에 있어서는 자연스러움의 분위기가 곱디고운 도자기 피부의 살결에 그대로 나타난다. 한국 그릇의 아름다움을 세계인과 교류하고 공감하고 있다. 흙으로 구워 만든 이러한 그릇이 세계인의 심미안을 홀랑 빼고 만다. 세계의 고미술 시장에서는 한국의 옛 도자기가 가장 비싸게 평가 받는다. 이는 여러 나라의 도자기 사이에서도 높은 예술적 가치로 인정받고 있다는 증거이다. 우리나라 도자 예술품이 세계 최고라는 사실이다. 조선왕실도자기인 다섯 개의 발톱을 드러낸 용의 모습이 정교하게 새겨져 있는 18세기에 제작된 청화백자용문항아리는 크리스티 경매에서 최고의 고가로 관심을 모은 것은 당연지사이다. 도공들이 뺑뺑이꾼이라 해서 천시를 받았지만 우리의 도자기는 기교와 허식으로 남을 위해서 빚은 도자기가 아니라 그저 자연스러운 도예미를 소리 없이 표현하는 매무새의 아름다움이 배여 있는 그릇이라 한수 위임을 평가 받는다. 이러한 그릇을 오직 한국 도공만이 빚어낼 수 있는 것은 어질고 착한 마음씨를 가지고 있어서 가능하다. 그래서 늘 우리들 곁에서 희로애락을 같이한 그릇은 장인정신의 결정체이다.

　벌써 고려시대에도 중국 송나라 지식인들이 천하제일로 쳤던 명품 중에는 고려 청자기가 품목으로 올라 있었다고 한다. 우리가 다반사로 흔히 사용한 그릇은 한민족의 우수성과 미학을 지닌 명품 중의 최고의 명품이라 힘든 수난을 당하는 계기가 된다. 임진왜란 전 일본에선 다도가 유행하고 발전하면서 찻 사발에대한 수요도 증가했다. 조선의 찻 사발은 귀한 대접을 받았다. 도요토미 히데요시와 세력가들 사이에 조선 사발의 인기가 대단하여 그것을 지나치게 탐하고 자기의 권력을 유지하는 도구로 사용하고자 도요토미 히데요시는 조선을 침략한다. 그래서 임진왜란(1592년)을 도자기 전쟁이라고도 한다. 도요토미 히데요시가 도자기 중에서 특히 찻사발을 탐하여 찻사발 전쟁, 즉 다완 전쟁이라고 표현하기도 한다. 그래서 많은 수의 조선 도공이 일본으로 끌려가 찻사발을 공급하는 주된 역할을 한다. 조선 도공들의 기술이 발전하여 백자 도자기를 유럽등지로 수출하여 일본이 경제대국이 되고 도자기 강국으로 자리매김하는 힘이 된다. 그래서 다시 러·일 전쟁(1904년), 중·일전쟁(1937년)에서 승리한 일본은 조선을 강제로 합병한다. 이 때 대량 생산 기술을 도입하여 만든 왜자기가 대량 유입되어 백의민족의 상징은 우리 조선 백자의 완전히 소멸 시켜버린다. 뛰어난 조선 도공의 기술이 일본 사무라이 칼이 되어 우리 도자기의 맥을 완전히 끊어 놓는 결과가 되고 말았다. 그 후 일제 강점기에도 무덤에서 도굴된 수많은 도자기 그릇들이 다른 유물들과 함께 일본, 외국으로 팔려 나가고 실려 갔다. 해외로 유출된 그릇은 대부분 무덤의 주인의 부장품이다. 이렇게 억울하게 빼앗긴 수 만점의 우리 그릇들이 엄마 잃어버린 어린 아이처럼 국외 이곳저곳에 흩어져 있다. 작은 도자기 그릇 안에 뼈아픈 큰 역사를 담고 있다. 한민족이 낳고 세계적으로 자랑하는 고려청자가 어디서 언제 어떻게 만들어졌는지 궁금하다.

최초의 고려청자 생산지는 경기도 일원이라고 한다. 고려 초인 10세기경 중국 저장성 월주요의 벽돌가마를 도입해 도자기를 처음 만들기 시작한 시흥시 방산동과 용인 서리, 개성 배천 원산리가 고려 청자의 시작임을 알리는 고향이다. 경기도 시흥시 방산동은 서해안 바닷가에 자리 잡은 초기 청자 벽돌가마터로서 가장 오래되었다. 용주사에서 그리 멀지 않은 거리에 있다.

부처님 오신날이 지나자마자, 청소년 법회 아이들과 서해안 쪽에 있는 일석 도예에서 도자기 체험을 한다. 유월이라 날씨는 덥지만 바람을 쏘이니 모두들 푸성귀처럼 풋풋합니다. 일석 도예가가 빚은 작품이 전시된 공간에서 어정거

좋은 습관 길들이기

렸다. 선반 위에 놓인 단정한 다완을 매만져 보다가 구입하여 내 곁에 두고 싶은 생각이 인다. 그 찻잔에 자꾸만 눈길이 갔지만 욕심을 부리지 않고 뒤로 물러나 물레 작업실로 발을 옮겼다. 벌써 아이들 작은 손끝에서 나름의 그릇이 만들어지고 있었다. 또 다른 아이들은 차례대로 개인 물레질 체험으로 즐거워하고 있다. 흙의 느낌을 손가락 끝으로 느끼며 얼굴에서는 마음 속 하늘을 나는 꿈을 띄우고 있는지도 모른다. 자기의 심성을 닮은 고운 도자기가 만들어지길 기원하는 모습이다. 아무런 재주, 기교도 없이 마음 내키는 대로 손맛이 스며들어갑니다. 자신이 상상한 자기 심상의 도자기를 형상으로 표현해 보는 일이 거리낌없이 천진난만한 아이들이다. 그저 편안하게 만들다 보니 이렇게 만든 그릇에는 욕심도 억지도 남아 있지 않은 명품이 나올 것이다. 사람의 눈과 마음이 즐거워지고 감정을 편안하게 하는 좋은 그릇을 기대해 본다. 그릇이든 사람이든 욕심 없는 무심스러운 아름다움이 사람을 매혹시키는 법이다. 아름다운 꽃처럼. 꽃은 꽃잎이 떨어지는 날까지도 자기가 왜 피고 언제 지는지도 모르고 그저 무심하게 피고 진다. 그렇기에 꽃은 더욱 아름다운 것이다. 도공이 된 아이들이 빚은 그릇에는 꽃 향기, 사람 향기가 필 것이다. 자기가 만든 그릇에 마음을 담아 바라보면 인간으로서 자신의 참 나를 발견하리라 생각한다.

10 계절이 가르칩니다

봄에 화려한 색 꽃이 피면 배워라.

삶은 인과의 법칙대로 돌아갑니다.
차디찬 겨울에도 땅 밑 보이지 않는 뿌리가 쉼 없이 공력功力을 다한 결과이다.

여름에 뜨거운 태양이 또 뜨면 배워라.

삶은 시간이 지나가면 상황과 입장이 변한다,
한 낮 온 세상을 펄펄 끓게 하는 태양도 시간이 흘러 밤이 되면 그 자리를
달, 별...에게 내주어야 한다.

가을에 낙엽되어 떨어지면 배워라.

삶은 텅 비우고 놓아 버리는 것이다.
나목裸木처럼 아무것도 소유하지 않아도 지상의 삶을 견뎌낼 줄 알아야 한다.

겨울에 눈내린 날 바람 불면 배워라.

삶은 언제나 좋은 날만 있는 것이 아니다.
눈보라 휘몰아치면 묵은 아름드리 소나무도 추위를 탑니다.
어려운 상황은 자신에게 성장할 기회를 내어주는 소중한 시간이다.

계절은 이렇게 남김없이 가르쳐준다.

좋은 습관 길들이기

행복한 마음을 유지하는 10가지 습관

좋은 습관 길들이기

01 온전히 쉬는 법

일하고 있는 중간 중간 '정말 아무생각 없이 마냥 쉬고 싶다.'는 생각이 들 때가 있다. 그래서 휴가, 방학, 주말이 다가오면 푹 쉬어야지하고 막연하게 계획을 세운다. 하지만 막상 시간적 여유가 생기면 최근 개봉 영화 관람하고, 평소 좋아하는 음식 사먹고, TV 예능 프로그램 시청하다 보면 '이게 쉬고 있는건가.'하고 의심이 든다. 이러다보면 "도무지 뭘 하면서 쉬어야 하는지 모르겠다."고 또 고민하는 경우가 허다. 이런 경험을 해보았을 것이다. 정말 온전히 잘 쉬고 싶은 것도 때론 고민이다. 일 잘하는 것도 중요하다. 하지만 일 잘하기 위해서 잘 쉬는 것이 더 중요하다.

1. 적극적으로 쉬어야 한다.

우리는 눈으로는 영화를 보면서 회사 일을 생각하고, 입으로는 맛있는 음식을 먹는 내내 시험공부 걱정을 껴안고 산다. 생각이 우왕좌왕한다. 우리도 휴식을 취해야하는데, 그만 사소한 생각에 휘둘려 진정으로 중요한 '쉼'을 망치고 만다. 우리가 온전히 쉬고자 하면 현재에 집중해야 한다. 들을 때는 듣는 것에 정신을 모으고, 볼 때는 보는 것에만 신경을 모으고, 생각할 때에는 생각에만 몰두해야 한다. 그래야 비로소 질 높은 쉼을 얻을 수 있기 때문이다.

사람마다 다 가지고 있는 귀, 눈, 코, 혀, 몸, 생각 이 여섯 가지를 가리켜 6근六根이라고 한다. 우리는 한 순간도 이 감각기관으로부터 자유로울 수가 없다. "이것이 좋다, 저것이 좋다, 그저 그렇다"고 느끼는 것은 육근 때문이다. 이 육근을 잘 제어하고 다스려야 진정한 자유를 얻을 수 있다. 그렇게 하지 않고 육신의 욕구와 욕망에 끌려가는 것은 맑은 정신을 얽어매는 굴레이다. 보고(눈), 듣고(귀), 냄새 맡고(코), 맛보고(혀), 느끼고(몸), 생각하고(마음)이 여섯 가지 감각기관이 가자는 대로 끌려가고, 이 여섯 가지 감각작용으로 하자는 대로 하다 보면 잘못을 저지르기가 쉽다. 이것은 어려운 일임이 분명하다. 매 순간 순간 육근을 잘 단속하여 난잡한 생각을 일으키지 않아야한다. 그래서 육근을 내 마음대로 부릴 줄 아는 '마음의 주인'이 되어야 한다.

2. 첨단 전자기기를 멀리하세요.

휴식을 한다, 스트레스를 푼다는 핑계로 컴퓨터, 스마트 폰, TV에 나오는 감각적인 오락을 즐긴다. 장시간 컴퓨터 모니터를 들여다보면 머리가 더 아프다. 전자기기에서 발산 하는 화火의 기운으로 눈은 충혈되고 뒷골도 땅기고, 머리를 더 뜨겁게 된다. 이렇게 머리에 열이 오르는 것을 상기증上氣症이라한다. 기운이 거슬러 오르게 되면 뇌를 더 압박한다. 그래서 오히려 몸을 더욱 더 망치고 만다.

그러니 휴식의 질을 높이고자 원하면 컴퓨터, 스마트 폰, TV를 멀리한 뒤, 그냥 푹~우욱 쉬면된다. 쉴 때는 쉬면된다.

02 가끔 잠적하라.

현대사회는 너무 복잡하다. 이렇게 거미줄처럼 복잡한 세상을 살다 보면 때론 쉽게 살고 싶은 갈망도 있다. 울고 웃는 이 복잡한 세상에서 다른 이들과 어울려 살아가야 한다. 그런데 우리는 그 관계 안에서 끊임없이 다른 사람과 비교하면서 산다. 어리석게도 우리는 남과 비교하면서 비싸고 좋은 것만 찾는

좋은 습관 길들이기

다. 그래서 사돈이 땅 사고 아파트 사면 배가 살살 아픈 것이다. 우리나라 사람들은 자신의 행복을 남과 비교하여 평가한다. 남과 비교 해서 내가 행복한지? 불행한지를 판단한다. 한국인의 행복지수가 낮은 것도 비교사회의 결과이다. 이렇게 우리는 지속적으로 다른 이들의 시선을 의식하면서 살아간다. 그 과정이 반복되면 괴로움도 커질 뿐이다. 그것이 아주 고통스러운 일임을 알고 있다. 그것은 다른 누군가에게 마음과 정신을 구속당하고 사는 처지이다. 누군가에게 속박당할 때만큼 고통스러운 순간도 없다. 노르웨이 화가 에드바르트 뭉크의 '절규'라는 그림이 생각나는 시대이다. 이 그림의 얼굴에는 말로 표현하기 힘든 내면의 고통과 공포가 가득 담겨있다. 핏빛 구름, 몽환적인 선의 율동에 일상생활의 극단적인 불안감과 절망의 일면을 작품 속에 숨어 있다. 내 자신이 이런 모습이라면 이 얼마나 어리석은 일인가?

가끔 잠적해보자. 그래서 이 세상의 그 어떤 것에도 물들지 않고 흔들리지 않는 사람이 되어야한다. 세상살이에 조금은 무덤덤하게 살아가는 것도 지혜로운 행동이다. 안으로 나를 여물게 해준다.

03 배낭여행이 좋은 이유

"배낭여행"에서 배낭은 짐 꾸러미를 담는 가방을 의미하는 것은 아니다. 여기서 배낭은 자유다.

1. 내 멋대로 다녀도 욕할 사람이 없다.

인간이 살아가면서 내 마음대로 해볼 수 있는 경험이 몇가지 없다. 여행을 하는 동안 주어진 시간의 주체는 바로 나 자신이고 내 몸과 마음은 완전 자유롭다. 내 몸과 마음이 원하는 대로 배고프면 먹고, 졸음이 몰려오면 자고, 돌아다니고 싶으면 돌아다니면서 구경하면 된다. 이 정도면 더 이상 바랄게 뭐 있나?

2. 새로운 영혼을 지닌 친구를 만난다.

현지에 사는 사람이 나쁜 짓을 하는 경우는 있어도, 혼자 배낭여행 다니는 사람 치고 못된 짓거리를 하는 사람을 아직 까지 만나 보지는 못했다. 자기만의 순수한 선한 영혼을 소유한 사람만이 배낭여행의 별미를 만끽한다.

3. 나만이 소유하는 명화작품을 가슴에 평생 걸어둔다.

배낭여행을 통해서 얻은 경험, 가치관, 감동, 즐거움, 고생, 외로움, 압박감, 그리움 등 다양한 색 물감을 흰 캔버스에 붓질하면 내 가슴에 걸어 둘 수 있는 좋은 그림이 된다. 그것도 단 하나 밖에 없는…

04 마음 날씨

여행, 등산, 놀이동산을 가기로 미리 계획을 세웠다면 저녁 뉴스 끝에 날씨예보를 꼭 챙겨 보아야 하는 경우가 있다. 가끔 나의 '마음 날씨'도 챙겨주자. 기쁨, 즐거움, 괴로움, 외로움으로 기상 변화가 일어났는지…
마음은 끊임없이 변하므로 마음이 움직이는 것을 잘 지켜보자.

> 좋은 습관 길들이기

05 어머니가 웃으셨다.

　바쁜 현대를 살아가는 우리 얼굴에 이미 웃음, 미소가 사라졌다. 웃음이 소멸된 생명이 없는 인형의 얼굴을 가지고 앞으로 내달리고 있다. 간혹 백화점, 대형 마트에 가면 내면에서 우러나오는 기쁨, 환희는 없고 교육받은 인위적으로 급조된 미소를 가진 얼굴을 볼 때면 외면하고 싶다. 물론 화난 얼굴 표정보다야 보기 좋고 예쁘다 하지만… 왠지 씁쓸한 기분이 인다.

　선체조를 하는 분 중에는 비교적 나이가 든 어머니들이 많다. 자녀들이 다 큰 50, 60대의 보살님들이라 인생 질곡의 세월을 살아서인지 하실 말들이 많습니다. 선체조가 끝 난 뒤 차 한 잔을 앞에 두고 기뻤던 일, 슬펐던 일… 미주알 고주알 속내를 털어내고 이야기한다. 그런 가운데 '하하하' '호호호' 파안대소가 터져 나옵니다. 배 잡고 우스워 죽겠다고 어머니가 웃으셨다.

　예, 힘들어도 웃어보자. 우리의 어머니, 할머니, 외할머니가 웃었듯이… 앞선 삶을 살다간 선조들은 웃음과 미소가 넘치는 한국인의 얼굴을 잘 보여준다. 그래서 많은 예술가들이 이 미소를 얼굴 위에 나타내려고 노력하였다.

　금동미륵보살반가상(국보78호와83호), 하회 양반탈(국보 121호), 신라 얼굴무늬 수막새 등에 웃음의 아름다움을 새겨 넣었다. 가난함과 괴로움을 웃음의 아름다움으로 마음 달랬다. 웃음은 우리네 몸에 밴 인자의 하나이다. 그런데 오늘을 살아가는 우리는 웃음의 소중함을 잃어버렸다.

　미륵보살반가사유상의 미소는 한국 미술사에 있어 최고의 미소로 꼽힌다. 어느 솜씨 뛰어난 장인이 차가운 쇳덩이에 인간의 얼굴로 표현할 수 있는 살아있는 아름다운 미소를 불어넣었는지? 반가사유상이 우리의 감동을 끌어내는 것은 다름 아닌 얼굴의 미소라고 말할 수 있다. 오른쪽 다리를 왼쪽 무릎에 올리고, 오른손을 살짝 갖다 댄 뺨에서 사색과 명상에 빠진 분위기 더 묻어난다. 최순우 전 국립중앙박물관장이 평하였다. "슬픈 얼굴인가 하면 슬픈 것 같아 보이지도 않고 미소 짓고 계신가하고 바라보면 준엄한 기운이 입가에 간신히 흐르는 미소를 누르고 있어 무엇이라고 형언할 수 없는 거룩함을 뼈저리게 해주는 것이 이 부처님의 미덕이다." 이 고요한 깨달음의 미소가 현세에 힘들어하는 우리의 아픔과 고통을 녹아내는 반가사유상이다. 웃음이 배 아픈 아들을 쓰다듬어 주시는 어머니의 약손처럼 우리 가슴의 눈물과 통한을 어루만져주었을 것이다. 미소 짓는 얼굴을 바라보면 볼수록 보는 이의 마음을 애잔한 심정을 일으켜 정제해준다.

'신라의미소'가 남아 있는 얼굴무늬 수막새의 크기는 11.5cm 두께는 2cm이다. 남동생의 온갖 투정을 다 받아줄 것 같은 순박하고 넉넉한 마음씨 좋은 무던한 누이의 얼굴이다. 그러한 얼굴에 부끄러운 듯 입술은 다물고 입꼬리를 살짝 끌어올리며 웃음을 감추지 못한 미소는 일등급이다. 사찰 지붕의 처마 끝을 장식하다가 가장자리가 깨어져 나간 기와가 활짝 웃고 있다. 얼굴의 한쪽 하단 부분이 일부분 파손되었지만 인정 있는 미소는 잃지 않고 있다. 부풀어 오른 두 뺨에 빙그레 웃음을 천년동안 간직하고 있다. 웃음을 머금은 그 입으로 동요 노랫소리를 지금 들려주는 것만 같다.

금동미륵보살반가상, 얼굴무늬 수막새에 새긴 무정물의 미소가 우리의 막힌 마음을 씻어주며 잃어버린 웃음을 되찾아준다. 앞에서 이야기 했듯이 선체조 어머니들은 삼삼오오 모이기만 하면 웃는다. 아직까지 웃음을 잃지 않고 살아갑니다. 그것은 아기를 키울 때 웃는 법을 배웠기 때문이다. 아기가 태어 날 때 어머니가 된다는 것을 배웠을 뿐 아니라 갓난아기가 웃을 때 같이 웃는 법을 배웠다. 어머니는 콩꼬투리만 한 어린 아기가 앙글거리는 모습에 마

좋은 습관 길들이기

주 보고 웃어 주었다. 늘 아기는 자기를 키우느라 힘들어 하시는 엄마에게 해맑은 웃음을 선물한 것이다. 아기는 해맑게 천진난만한 웃음으로 엄마를 유혹한다. 그러면 역시 엄마도 근심걱정 잠시 내려놓고 아기를 보고 인자한 웃음을 지어 보답합니다. 반대로 엄마가 아기를 보고 '까꿍'하고 웃으면 아기도 '까르르' 좋아서 웃음 짓는다. 엄마의 웃음에 대하여 아기는 답하는 웃음을 웃는다. 아기의 웃음, 엄마의 웃음에는 불순물이 섞여 있지 않은 순수한 풍경이다. 세상에서 가장 아름다운 모습이다.

 웃음은 깨달음에서 나오므로 정서적 표현이다. 행복한 긍정적 감정의 결과물로 나타나는 자연스런 신체 반응입니다. 그래서 갑갑한 마음을 풀어주고 상처받은 마음을 빠르게 치유하며 사람과의 만남을 행복하게 해준다. 그러나 우리나라 사람들은 웃음에 매우 인색하다. 우리는 갓난아기 때부터 친밀한 엄마의 얼굴 앞에서 싱글벙글 미소를 지었고, 아동기에는 머리로 웃지 않고 몸으로 깔깔깔 웃는 연습을 해왔다. 그런데 점점 성인이 되어가면서 웃을 일이 있을 때만 웃는다. 행복한 일, 즐거운 일이 일어나야지만 머리에서 신호를 보내 웃게 된다. 세상에서 가장 아름다운 소리 중 하나가 웃음소리이다. 그러나 누구나 가지고 태어난 행복한 마음의 결과물인 웃음 소리를 나 자신도 모르는 사이에 잃어버렸다. 사라져버린 웃음을 다시 되찾자. 건강한 웃음이 감도는 얼굴을 만듭시다. 여러 가지 얼굴 근육을 사용하여 아름답게. 귀엽고, 깜찍하게 때론 섹시하고 발랄하게 여러 가지 웃음을 지어 자. 항상 웃는 얼굴로 배꼽 잡고 크게 웃고, 함께 웃어 보다. 윌리암 제임스는 "사람들은 행복해서 웃는 게 아니라, 웃기 때문에 행복하다"고 했다. 웃다보면 행복하다. 얼굴 인상이 펴지면 인생도 활짝 펴진다.

06 참새와 봉황

여명이 물러가고 희멀건 동녘이 밝아오면 참새소리가 먼저 고요에 싸인 절간의 아침을 깨운다. 매일 아침마다 참새가 먼저 나에게 인사를 여쭙는다. 하루도 거르지 않고 '짹짹짹'하고 안부를 물으면 나도 '관세음보살'하고 응답해 준다. 자주 보면 볼수록 정들고 깊은 정이 들면 예쁘장스럽게 보이기 마련이다. 참새는 예쁘다. 봉황은 깃털에는 오색 무늬가 있고 오동나무에 깃들어 대나무 열매를 먹고 이슬 물을 마시며 산다고 한다. 그런데 난 이렇게 잘난 봉황을 여태 한 번 본 적이 없다. 나 말고도 먼 옛날부터 그 누구도 봉황을 일면식한 적이 없다고 한다. 서로 한 번 만나 인사나 나눈 일도 없는 처지에 어찌 봉황을 이쁘해줄 수 있겠는가? 난 봉황은 관심 밖이다. 매일 만나는 참새가 더 예쁘다.

우리도 매일 얼굴 맞대고 사는 이웃을 사랑해야 한다. 담장 높은 곳에 살면서 얼굴 한번 본 적 없는 고관대작은 별 도움이 되지 않는 무리다. 그러므로 이웃과 정 쌓고 살아가자.

07 달고나 아저씨

달고나 파는 아저씨가 한 분 있다. 얼추 보면 무섭지만 자세히 보면 순수한 인상을 짓고 있는 사천왕상이 모셔진 일주문 앞에서 달고나를 판다. 달콤함이 피는 추억의 간식거리이다. 코흘리개 시절에는 동네 귀퉁이에는 어김없이 달고나를 파는 장사꾼이 한 둘은 있었다. 비가 오는 경우를 제외하고는 오늘도 그는 틀림없이 나와서 장사를 한다. 그런데 많은 돈을 버는 것 같지는 않다. 하지만 매일 나오는 연유는 무엇일까? 그가 얻는 것은 큰돈도 아니고, 큰복도 아니고, 욕심도 아니다. 세월 보내는 여유 또한 아니다. 그가 얻고 싶은 것은 아무 것도 없다. 그저 오늘 최선을 다한다. 지나간 과거에 얽매이지 않고 다가오지 않은 내일에 미리 마음 두지 않는다. 그래서 그는 근심 걱정 없는 해맑은 투명한 얼굴이다. 다가가서 얘기를 하고 싶은 얼굴을 하고 있다. 조만간 나도 달고나를 하나 사 먹어 보아야겠다. 부서지지 않고 별 모양을 온전하게 완성하면 덤으로 하나 더 준다는데…

문득 깨달기를 그는 삶의 쓴 고통을 달고나의 달콤함으로 녹여 내는 또 다른 수행자 모습임에 틀림없다.

08 괜찮은 부모

한국 영화의 제목으로 '좋은 놈·나쁜 놈·이상한 놈'이 있었다. 그런데 인간만이 '좋은 놈·나쁜 놈·이상한 놈'이 있는게 아니라 동물세계의 부모도 등급이 있다. 자연에서 살아가는 동물의 자식 사랑하는 방식으로 알아보자.

'좋은놈'을 먼저 소개하겠다. 어치다. 다른 새들의 흉내를 잘내는 플로리다에 사는 어치는 어른 새 4~5마리가 새끼에게 먹이를 날라다준다. 즉 엄마 아빠 단둘이서 새끼를 키우는 것이 아니다. 어른 여럿이 키우는 대가족 제도가 있다. 우리나라의 옛날 가족제도와 유사하다. 작년에 낳은 자식들이 시집장가를 가지 않고 동생들을 키워주는 것이다. 그러다가 빈 둥지가 생기면 분가한다.

'나쁜놈'도 알려 주겠다. 타조다. 자연 상태의 타조는 새끼를 낳아 여기저기 몰고 다니면서 키운다. 그러다가 다른 암컷을 만나면 싸운다. 그래서 싸움에서 이기는 놈이 남의 새끼를 모조리 데리고 간다. 내 새끼 키우는 것도 골병이 나는데 왜 그런 행동을 할까요? 내 새끼가 적에게 잡아먹히지 않도록 하기 위해서란다. 자기 새끼를 가운데 두고 남의 새끼를 빙 둘러 방패로 삼는 것이다.

'이상한놈'이 있다. 염낭거미이다. 새끼를 나뭇잎을 주머니처럼 말아서 그 안에서 키운다. 입구를 꽉 막아서 포식자들의 공격으로부터는 안전하다. 그러나 새끼들의 먹이가 문제다. 귀여운 새끼들이 태어나면 엄마 스스로 바로 먹잇감으로 되어 준다. 새끼는 엄마의 몸을 먹고 자란다.

이처럼 자연계에서도 부모의 자식 사랑은 참으로 다양합니다. 건강한 자연세계를 유지하기 위해서 각자 주어진 삶의 방식으로 최선을 다하여 살아가는 것은 아름답다. 그러나 우린 좋은 것만 배우자. 나쁜 놈이 하는 짓거리는 보지도 듣지도 말하지도 말자. 자연계 안에서 사는 우리 인간도 괜찮은 부모 되기가 어렵다. 그래서 인연의 도리에서 부모 노릇에 대해 이야기를 하고자 합니다.

모든 인간은 인연으로 부모에게서 나온다. 그리고 대부분의 인간은 인연으로 부모로서 자식을 낸다. 만나고 헤어지는 인연으로 위로 쳐다보면 부모의 아들 딸인지라 자식 노릇을 해야 하고, 아래로 내려다보면 아들, 딸들을 두고 있는 어버이라 부모 노릇을 해야 한다. 내 마음대로 부모를 선택할 수 없고, 내 의지대로 자식을 가릴 수 없다. 모두 부자 부모 만나서 똑똑한 자식 많이 두면 얼마나 좋을까? 이렇게 필연적인 한번 연으로 엮이어 영원히 위치를 바꿀 수 없는 것이 자식이자 부모이고, 부모이자 자식이다. 아쉽게도 우리나라는 수직적 관계를 중시하는 문화가 강하여 부모자식 간의 관계가 어렵다. 특히 부자지간, 모녀지간에도 소통이 되지 않는 묘한 현대인이 출현했으니…, 이들이 빚는 갈등과 혼란은 심이 우려스럽다. 상하로 수직적 스트레스가 극에 달해있다. 이집 저집에서 못살겠다고 난리 야단법석이다. 소통이 불통입니다.

부모 노릇 잘못하여 자식을 빚 받으러 온 놈 만들지 말고, 부모 노릇 지혜

좋은 습관 길들이기

롭게 하여 자식이 은혜 갚으러 온 놈이 되도록 하자. '엄친아' '엄친딸'이라는 말이 유행이다. 이 말을 곱씹어보니 내 자식 기 꽉꽉 죽일 때 사용하는 무서운 말이다. 아이들 입장에서 보면 거꾸로 '내친아' '내친어'가 된다. 자식들이 대놓고 '내 친구 아버지는…' '내 친구 어머니는…'라고 말하면 기분 좋을까? 분통한 마음 잠시 내려놓고 입장 바꿔 생각해보면 서로 똑같다. 금쪽같은 내 아들 딸을 남과 비교하지마세요. 본래 고운 불성을 가진 내 아들 딸을 남과 비교하여 괜히 불행한 마음 들게 하지 말자. 남과 비교하는 순간 마음이 편안할 수 있다. 부모 자식 간에 언쟁과 다툼의 시발점이다. 휴대폰만 불통이 있는 게 아니다, 부모자식 사이에도 불통이 있다. 휴대폰은 새 배터리 바꾸면 되지만 아들 딸은 바꿀 수가 없다! 소통은 저 산 너머 바다 건너서 멀리 있는 것이 아니고, 우리들 평범한 생활 속에, 우리들 마음 자락에 있다.

09 찾아오는 친구

'보고 싶다, 친구야!' 서로 얼굴을 잊을만하면 찾아오는 친구가 있다. 바쁘다는 핑계를 앞세워 살다 보면 '그럴 수도 있다'고 자조하며 서로가 웃는다. 정든 친구를 만나면 어쨌든 반가운 마음을 낸다. 가까이 있어 자주 보는 친구보다 오랜만에 볼 수 있는 친구가 더 반가운 건 어쩔 수 없는 마음인가보다.

절간에 몸담을 거처를 두고 수행한다. 거처하는 곳이라고 자랑할 것도 없다. 두세평 남짓한 공간에 앉은뱅이책상 하나에 몇 권의 책을 들여놓으면 몸 기대기가 더 비좁다. 그래도 팔과 다리를 쭉 펴고 누우면 마음이 평안해져 온다. 마음의 넓이는 두세평 좁은 공간을 넘어 우주 공간까지 확장되니 더 원하는 바 없이 흡족하다. 몸 누일 공간이 과분하게 넓으면 구색을 맞춰 주어야 한다. 이런 저런 편리하다는 용도로 가구, 전자제품, 생활 용품을 구비하여 방을 요란스럽게 꾸미게 된다. 그러면 먼저 눈이 바쁘게 움직이며 마음마저 어지럽고 북적북적하고 복잡하다. 내 둘레에 하나라도 없는 단출한 삶이 더 좋다. 간소함에서 안분지족이 나온다. 내 몸담을 공간이 좁으면 오히려 영혼은 더 맑아진다. 이런 단순하고 밋밋한 삶에 친구가 간혹 어쩌다가 찾아 와주면 즐겁고 행복하다.

겨울이 빠지면서 봄이 그 빈자리를 메운다. 새봄이다. 제일 먼저 찾아오는 반가운 친구가 있다. 민들레이다. 노랗게 피어 새봄을 꾸며 줍니다. 민들레가 핀 것을 확인해야지 봄이 찾아왔음을 알 수 있다. 용주사 사찰 전각의 하나인 시방칠등각(삼성각)이 있다. 건물은 정면 3칸, 측면 2칸의 맞배지붕으로 면적 18평으로 아담한 규모이고 문은 띠살문이다. 건물 왼쪽으로 꽤 넓은 뒤곁이 있다. 수목과 화초로 꾸미지 않은 구석진 공간이라 사람들의 눈길을 받지 못하고 볼품없는 풀들만이 자리를 잡고 있다. 그런데 이곳에도 어김없이 계절의 연출자가 자연의 미학을 꾸미는 공간이다. 여러 해 봄을 두고 보니 여기저기 많은 민들레꽃이 피고 진다. 어떤 인연에서였건 간에 꽃잎이 노란색을 뒤집어쓰고 있는 앙증스럽게 색깔을 내는 민들레를 보면 마음이 콩닥콩닥해 온다. 노란 우산을 들고 다가오는 친구에게 반가움으로 나도 모르게 눈을 맞추게 된다. 머리모양꽃이라 몽실한 아기 같은 모습이 마음에 든다. 그러나 왜 그런지 모르게 민들레를 보면 마음은 편치 않다.

민들레는 씨가 바람에 날려서 땅에서 뿌리를 내리고 싹을 틔우고 꽃을 피우기까지는 일주일이 채 걸리지 않는 것으로 알려져 있다. 토종 민들레와 서양 민들레의 조용한 전쟁은 끝은 아쉽게도 늘 서양민들레의 승리로 끝난다. 진화 과정에서 자연의 선택은 왜 재래종 민들레를 버리고 서양 민들레의 편을 들어주는지 현실이 서글프다. 약자의 입장에서 보면 재래 민들레는 꽃이 작고 씨앗의 수마저도 적다. 그리고 꽃 피는 시기는 봄에만 한시적이다. 하지만 강자

좋은 습관 길들이기

인 서양 민들레는 꽃도 크고 번식용 씨앗의 수도 훨씬 많을 뿐만 아니라 씨앗이 작고 가볍다. 그런데다가 봄 뿐 만아니라 여름 지나서 가을에도 꽃을 피운다. 그래서 도시 근교는 귀화한 서양민들레가 접수하여 점차적으로 재래 민들레는 교외 밖으로 밀려나는 것이다. 예쁜 토종 민들레 보기가 점점 힘들어 진다.

약자인 노란색 꽃을 피우는 토종 민들레를 보고 애잔한 마음으로 기운을 보탠다. 힘겨움에 등받이라도 되어 거들어주고 싶다

10 기도의 사용 설명서

사전을 펼쳐보면 '기도 : 인간보다 뛰어나다고 생각하는 어떤 절대적인 존재에게 빎'이라고 설명되어 있다. 즉 신이나 초월적 존재와 소통하기위해서 행해지는 자발적이고 자유로운 행위이다. 그리하여 우리는 기도를 한다. 절을 찾고 우리는 법당에 들어가 부처님 전에 자연스럽게 기도를 올린다. 기도하는 모습을 옆에서 보면 정말로 아름답고 거룩한 모습이라는 생각이든다. 특히 입시철이면 많은 재가불자님들이 드나들며 귀여운 자녀를 위하여 열심히 기도를 하기 때문에 조용한 도량이 활기가 돈다. 참으로 보기가 좋다.

그런데 기도의 참뜻이 왜곡된 경향이 있어 참으로 안타깝다. 부처님께 "이렇게 복 주세요, 저렇게 꼭 되게 해주세요."마치 부처님께 어린아이처럼 더 달라고 응석 부리고, 생떼를 쓰듯 기도를 하는 사람도 있다. 철없는 어린아이처럼 투정부리는 마음이다. 기도는 부처님과 소통하고 나 자신과 대화하는 소중 시간입니다. 내 자신이 내면에 가지고 있는 고통, 희망, 믿음, 서원을 부처님과 나누는 것입니다. 부처님과 함께 키워가는 기도는 내 몸과 마음이 즐거워지고 가족이 행복해지면 더 나아가 다른 사람이 평안해지는 영약靈藥이다.

183

첫째는 내 마음을 위해 기도하세요.

　우리나라 부모님은 대부분 자기 자신을 위한 기도는 아니하고 오로지 내 아들, 내 딸, 내 남편만 잘되게 간청하는 기도를 한다. 이것은 올바른 기도가 아니다. 특히 자녀가 고등학교 3학년이 되면 부모님도 같이 고3병으로 속앓이를 하며 혹독한 마음고생을 한다. 이 때 자식을 위해 '우리 자식 높은 점수 나와서 명문대 합격하게 해주세요.'하고 기도를 드린다. 공부는 아이가 하니까 부모 입장에서 해줄 수 있는 최선의 방법으로 기도가 될 수는 있다. 그런데 조금만 달리 기도하자. '열심히 공부하고 있는 우리 아이가 내 곁에 있어 고맙습니다.'하고 감사의 기도를 해보자. 그러면 내 자식에 대한 욕심과 집착으로 인하여 생긴 불안하고 초조한 마음이 사라진 그 빈자리에 평온한 마음이 자리잡게 된다. 마음이 스스로 편안해진다. 이렇게 기도하면 이 모든 속박으로부터 벗어난 편안한 내 마음의 메아리가 아이에게도 전해진다. 그러면 학업으로 짜증스럽고 불안해하던 아이가 편한 마음으로 공부하게 되어 훨씬 좋은 결과를 얻을 수 있다.

　그러니 감사의 기도를 올리면 먼저 내 마음이 행복해진다. 그 다음 저절로 내 자식도 행복해진다. 내 삶은 더없이 축복을 만끽하리라. 먼저 내 마음을 위한 감사의 기도를 하자.

둘째는 내 몸을 위해 기도하세요.

　별로 어렵지 않다. 우리는 기도의 방법 하나로 절을 하게 된다. 절하는 것 자체가 바로 하나의 깊은 수련이다. 이런 절운동은 자신을 스스로 낮추는 하심下心이라하여 마음을 비우는 수행법이다. 절을 많이 하면 공경하는 마음을 기르며 아름답고 건강한 신체를 얻게 된다. 108배 운동을 하게 되면 저강도

좋은 습관 길들이기

유산소 운동으로 많은 에너지를 소모한다. 몸의 근육과 관절을 균형있게 움직이게 되므로 신체 부위별 군살이 빠지며 인체 근육의 균형을 잡아준다. 그리고 머리로 올라가는 혈류 순환 작용이 좋아져 산소 공급이 잘 되어 머리도 맑아지면서 집중력이 향상 된다. 그러면 건강의 기쁨을 맛보게 된다.

부처님께 기도하면서 운동도 하고 마음 공부도 하여 깨달음을 얻는데 도움이 된다. 절의 공덕은 1석3조가 이루어지는 것이다.

풍요한 삶을 위한

10가지 습관

■ 좋은 습관 길들이기

01 배낭 여행

　한 배낭 여행자가 있었다. 그가 소유하고 있는 것은 낡은 등산화 한 켤레, 지퍼 터진 배낭 하나뿐이다. 그리고 자유로운 마음이 전부이다. 그는 그 어느 곳도 머물고 싶지 않아 한다. 그가 여행을 하는 이유이다. 그가 여행을 하면서 구하고자 하는 것은 기쁨도 아니고, 즐거움도 아니고, 행복도 아니다. 그가 찾고자 하는 것은 아무 것도 없다. 그는 50대가 되어 보니 배낭여행이 이렇게 좋다는 것을 알았다. 배낭여행은 바람이 살랑거리듯 멈추는 곳이 없고 물이 흐르듯 스며들지 않는 곳이 없다고 전한다. 더 궁금한 점은 오랜 친구 배낭에게 물어 보도록 하자.

02 사람 냄새 나는 방법

　인생을 사각형 모니터 속에서 정신을 헤매고, 시간을 탕진하는 사람이 점점 많아지고 있는 게 현실이다. 사방이 막혀 있는 상자 속에 감금된 인간의 비극이다. 그런 사람의 행동과 습관을 지켜보거나 대화를 나누어 보면 사람다운 냄새가 전혀 나질 않아 이질감을 느끼는 경우가 있다. 어딘가 모르게 반 기계, 반 사람인 것 같아서 깜짝 놀랄 때가 있다. 때론 차가운 금속성 기계로 전면을 에워 둘러싼 생명체로 보인다. 기계의 복제품이 되어 사람다운 냄새가 나질 않는다. 어찌 된 까닭인지 과학 기술 문명에 휘둘려 억압받고 지배당하고 사는 사람이 되고 말았다.
　TV, 컴퓨터, 스마트폰 스크린에서 손과 눈을 떼고 가족과 친구들과 오붓하게 보낼 시간을 갖자. 그들과 함께 세상을 직접 경험하고, 맛보고, 냄새 맡으며 몸으로 부딪히는 과정에서 슬픔, 즐거움, 아픔, 기쁨, 갈등 등 사람냄새를 다양하게 느껴보자.

사람과 사람이 함께 어울려야만 사람냄새가 난다. 향기로운 인생은 당신이 사람에게서 사랑을 느끼고 행복을 느끼며 때론 이별을 통한 아픔을 경험함으로써 가질 수 있다. 이 모든 것을 기계가 대신 해줄 수는 없다. 지금 당장 컴퓨터, 스마트폰의 "OFF" 버튼을 누르자. 꾸~우욱. 그리고 사랑하는 사람에게 다가가서 먼저 대화를 나누고, 도보 산책이라도 하자고 제안 해보자. 당신의 인생에서 사람냄새가 사방으로 물씬 풍겨 나갈 것이다.

03 애장품

자기가 소중하게 생각하는 애장품을 한두 개 쯤 가지고 있으면 힘든 삶에서 적지 않게 위안이 된다. 많이 소유하면 물건을 대하는 마음에도 차별심이 생겨서 안된다. 말 못하는 애장품과 대화를 시도 해보라. 당신이 들을 준비가 되어 있다면 당신에게도 말을 한다. 친구가 되어 말을 걸어온다. 때론 스승이 되어 큰 가르침을 준다.

배낭여행을 좋아하여 등산화와 작은 배낭이 나의 애장품이다. 여러 해 동안 여행에서 동고동락 하였다. 흠집 난 등산화는 현란하고 소란한 곳을 용케 피하여 '배움과 감동'을 숨겨둔 여행지로 발걸음을 이끌어 준다. 또 볼품없는 배낭은 돌아올 때 '진리와 깨달음'을 듬뿍 담아가자고 소리 없는 아우성을 지른다. 배낭과 등산화는 긴 인생 여정의 좋은 친구이자 참 스승이다. 오늘 따라 유달리 칭얼거린다. 독촉장까지 보내네.

'스님! 빨리 중국가요.'라고 재촉한다.

'그래, 8월 한여름에 가자.'라고 그만 약속하고 말았다. 등산화도 웃고, 배낭도 웃고, 그리고 나도 빙그레 웃었다. 즐거운 저녁이다.

좋은 습관 길들이기

04 시간을 도둑질 당하지 말라

내 주머니 안에 있는 돈은 비록 작은 금액의 돈일지라도 다른 사람이 훔쳐 가면 버럭 화가 나고 때론 멱살 잡고 소란피우지만, 내가 가지고 있는 귀중한 시간을 다른 사람이 훔쳐 가면 어리석게 가만히 있는다. 오히려 그 사람에게 내 시간을 바치는 경우가 허다하다.

다른 사람에 휩쓸려 나의 소중한 시간을 낭비하고 만다. 그 사람에게 맞추어 내용 없는 잡담하며, 마음 내키지 않는 술자리에 어울려 다니고, 오락 게임에 탐닉을 한다. 어리석게 이 모두가 나의 소중한 시간을 도둑질 당하는 경우이다. 오늘 현재의 시간을 소중하게 생각 할 줄 모르면 안된다. 나의 시간을 철통같은 경비로 지키자. 왜냐하면 난 소중하니까!

05 엄마의 지혜

도토리 열매가 열리는 떡갈나무, 굴참나무, 상수리나무를 어쩌다 보면 울 엄마가 생각난다. 비록 배움의 길은 짧았지만 동쪽으로 산줄기가 뻗치는 시골 강촌에서 땅과 씨름하며 농사만 짓는 어머니는 참으로 현명하고 지혜로웠습다. 늦가을이 되면 꼭 산 속으로 들어가 도토리를 주워 배곯는 식구들을 위해 도토리묵을 맛있게 쑤었다. 그리고 열매를 말려 빻아 가루로 만들어 두었다가 배 아플 때 살며시 약으로 사용하였다.

어른이 다 된 뒤 시장에서 탱글탱글한 도토리묵을 보면 그 옛날 어머니 손 맛이 밀려든다. 그런데 지금 생각해보면 참으로 신기한 일이다. 철 맞추어 때 맞추어 어떻게 자연의 섭리를 잘 알고 살림을 꾸렸는지 궁금증이 난다. 나도 가끔 행여나 하는 맘으로 큰 훤칠한 나무 밑에 서서 어정거리면 도토리 알맹이 하나 보이지 않는다. 일찍 간 경우에는 덜 익어 풋 익은 열매가 높은 나무

가지 끝에 대롱대롱 달려 춤추고 있을 뿐이고 또 늦게 가면 숲속에 사는 다람쥐, 멧돼지 등 산짐승들이 가을 만찬을 마치고 난 뒤라 구경하기조차 힘들다. 정말 제 때를 딱 맞추기 힘들다는 경험을 한다. 무릇 다 때가 있나보다. 도토리가 여물면 저절로 열매가 땅으로 떨어진다. 익지 않은 도토리를 억지로 따지 않는다. 그 때를 잘 맞추어 나무 아래에서 순조롭고 편하게 도토리 열매 주워 살림을 꾸린 우리 어머니는 지혜롭다. 때를 아는 지혜로운 사람으로 살아가기 참으로 어려운가 보다. 때를 놓치고 철을 모르는 사람을 철부지라 한다. 철은 사시사철 봄, 여름, 가을, 겨울의 순환의 섭리를 말한다. 춘하추동 오고 가며 저절로 한 해가 된다. 차고 더운 기후가 차례로 달라짐은 하늘의 이치이다. 그래서 이에 순응하며 맞추어 살아야 한다.

　인생살이에도 때가 있다. 엄동설한 겨울이 지나면 반드시 만화방초 피는 봄이 온다는 사실이다. 그러면 철을 알고 기다릴 줄 알아야 한다. 봄날이 오기 전에 자신의 마음 밭고랑을 갈아두는 것. 이것은 봄날을 준비하는 사람이 첫 번째 갖춰야 할 일이다.

06 주춧돌

　부처님을 뵙기 위해서 대웅보전 법당을 오가다보면 육중한 기와지붕 굵은 기둥의 무게를 온 몸으로 지탱하고 있는 주춧돌은 아무 말이 없는데, 아무 힘도 쓰지 않는 마룻바닥이 삐거덕삐거덕 별나게 소리를 냅다 지릅니다. 사람도 살펴보면 큰일을 하는 사람은 묵묵히 자기 일만 하는데, 그 일과는 아무 연관도 없는 사람이 꼭 끼어들어 간섭하고 잔소리를 할 뿐만 아니라 분탕질까지 놓는다.

07 다 다르다.

　급히 날씨가 추워지고 가로수의 낙엽이 땅으로 돌아갈 때, 이맘때면 슬슬 김장 걱정이 되어가고 있는 요즘이다. 김장철이 다가오면 언론마저 덩달아 '금배추' '배추값 폭등'이라며 호들갑 떨면서 야단법석이다. 이와중에 대장균 범벅인 불량새우젓, 중국산 가짜 고춧가루를 유통시킨 일당이 경찰에 붙잡혔다고 떠들어댄다. 하지만 허리 휜 서민은 겨우내 먹거리로 김장 준비로 바쁜 시간을 내야한다. 음식 하나로 대한민국이 왁자글왁자글한 분위기 이니… 한국의 대표 음식 중에 하나가 바로 김치이다. 배추김치의 그 맛이 서울 경기도, 경상도, 전라도 등 지역별 차이에 따라 다 다르다. 젓갈류나 해산물을 많이 넣는 전라도 김치는 감칠맛으로 군침을 돌게 한다. 젓갈류가 적게 들어가는 서울 김치는 시원하고 아삭한 맛이 으뜸이다. 경상도 김치는 고추, 소금을 많이 쓰기 때문에 맵고 짠맛이 강하다. 이것은 지역별 기후, 생산되는 부재료들이 그 지역 고유의 맛을 만들어내기 때문이다.

　사람도 마찬가지이다. 사람마다 형상이 다르고 생각도 다르다. 사바세계에는 나와 똑같은 사람이 존재하지 않는다. 모든 사람이 다르다는 것을 알아야 한다. 서로 다름의 다양성 속에서 조화의 아름다움이 있다.

　모든 사람이 다름의 차이를 갖고 있지만 사람은 같은 사람이다. 모두가 불성佛性을 지닌 귀한 존재이다. 우리 모두가 다르므로 자기가 해야 할 역할이 있다. 그러므로 자신만의 향기로 자신을 표현할 줄 알아야한다. 나는 그냥 내 할 것만 할란다.

08 이효리가 웃었다. 그것도 활짝

2012년 4월 5일 묘적사에서

4월에 들면서 산중 작은 산사에서 이효리와 그 일행들을 만나기로 예정되어 있어 마음이 분주하였다. 아침나절 몇 가지 준비물을 챙겨 회색 바랑에 넣고 묘적사로 차를 올렸다. 아직 봄볕이 미약한 북향으로 길을 잡고 나섰다. 하늘 맞닿은 산허리에 걸린 옅은 구름이 동행하자고 기다리고 있다. 봄이 왔다고는 하나 아직 늦추위를 온전히 떨쳐내지는 못했다. 이른 봄에 볼 수 있는 꽃송이를 아직은 볼 수 없고 둥치는 아직 마른 가지만 달고 있었다. 도량의 돌담장 아래에 매화꽃이 피었다고 제주도에 있는 스님으로부터 며칠 전 봄의 향연을 전해 왔다. 용주사가 있는 경기도 화성은 중부지방이라 완연한 봄은 아직은 이르다. 산자락 밑에 있는 화목花木들 나뭇가지 끝에 달린 꽃망울도 아직은 굳게 문빗장을 걸고 있다. 귀여운 아기가 작은 손을 꼭 주먹을 쥔 듯 올망졸망 꽃망울들이 달려있다. 앙증스러워 보였다. 남녘 끝으로부터 출발하여 꽃망울을 팡팡 폭죽을 터트리며 올라오고 있는 모양이다. 봄은 왠지 모르게 사람의 마음을 더욱 들뜨게 하는 기운을 지니고 있다. 봄꽃을 피우는 따사로운 햇빛과 부드러운 바람을 기다리고 있다. 봄 마중에 마음이 괜히 조급해진다. 그런데 작년보다 며칠씩 늦게 더디 봄꽃이 피는 모양이다. 꽃들이 지각을 하고 있다나. 봄이 돼 기온이 올라가고 낮이 길어지는 것을 인지하는 '개화 시계'가 오작동을 하고 있다. 꽃 피는 시기가 뒤죽박죽 인가보다.

여수 영취산 진달래, 하동 화개장터에서 쌍계사 십리 벚꽃, 구례 산수유가 옛 친구마냥 보고픔을 더한다. 순천 선암사 무우전 돌담길에 서있는 백매화, 홍매화가 600년 꿈결처럼 그리워진다. 이래저래 봄에 필 예쁜 애기 꽃망울을 미리 상상해 본다. 따뜻한 봄볕에 꽃을 볼라치면 남쪽으로 가야하나 반대로

좋은 습관 길들이기

오늘은 북쪽으로 올라가는 방향으로 길을 잡았다. 꽃을 보고자하는 마음을 일찌감치 접어 두고 경기도 남양주시 와부면 월문리에 있는 묘적사로 가야한다. 백봉산 기슭이 품고 있는 비교적 작은 절이지만 분위기가 있다. 특히 연못 뒤에 앉아있는 3칸 요사채는 보는 이로 하여금 조화의 아름다움을 보여준다. 그 모습이 마치 물을 받침 삼아 그 위에 떠 있는 건조물로 보인다. 장대함과 화려함을 배제하였지만 소박함이 스며든 간소미를 갖추고 있다. 산의 자연 풍광 속에 조화시켜 그대로 편안하다. 이런 집이 훨씬 마음을 준다. 해 떨어지고 저녁이 되자 제법 쌀쌀한 찬 기운이 산자락 끝에 내려 앉았다. 깊은 산중은 아니지만 봄 뒤꽁무니에 달고 다니는 추위 때문이다. 봄 속에서 추위가 강샘을 부리다.

서둘러 저녁 공양을 마치고 2층 선방으로 올라갔다. 은은한 조명아래 넓은 방은 선체조를 하기에 안성맞춤이었다. 방안엔 낯선 여럿 젊은 남녀들이 두런두런하는 목소리가 들렸다. 그들 사이에 눈에 친숙한 이효리 얼굴도 보였다.

인사를 잠시 나누고 선체조를 지도하기 시작했다. 몸은 잔잔한 음악이 흐르는 가운데 서서히 움직였다. 우선 몸과 마음이 이완 되도록 했다. 첫 대면의 어색한 분위기가 풀어지면서 체조를 따라하면서 몸을 유연하게 풀어 주었다.

> 자기 몸과 대화하는 기분으로 하세요. 처음에는 호흡에 신경 쓰지 말고 동작을 익히는 데에만 전념하세요. 차츰 동작이 익숙해지고 몸을 움직이면서도 호흡을 편하게 할 수 있게 되면 자연스럽게 호흡을 조절해 나가십시요.

목 운동, 어깨 운동, 온몸 두드리기, 한 쪽 발 얹어놓고 발바닥 두드리기 등을 순서에 맞추어 나가면서 했다.

몸을 두드리면 기의 순환이 아주 활발해지게 됩니다. 닫힌 기의 구멍이 열리고, 막힌 기의 길이 뚫려 몸이 가볍고 상쾌해집니다.

선체조에서 가장 난이도가 높고 어려운 동작을 하였다. 물구나무서기이다. 먼저 무릎을 꿇고 앉아 탁기를 토해내고 이완호흡을 하여 마음을 편안하게 한다. 그다음 양쪽의 무릎을 잇는 평행선상에 엄지가 전방을 향하도록 땅을 짚고 양 엄지간의 간격을 밑변으로 하는 정삼각형의 정점에 머리를 대고 엉덩이를 들어 올리고 무릎을 편 채 양 발을 벌린다. 나의 시범에 뒤이어 각자 물구나무서기 동작에 도전 해보았다. 어려운 행법이라 잘될 리는 만무하다. 하지만 다른 사람의 어설픈 동작을 지켜보는 얼굴에는 환한 표정과 와그르르 웃음소리가 터진다. 다른 사람에게 웃음을 전염시키는 바이러스는 부족함, 모자람, 미완성이다. 파도처럼 새로운 웃음을 몰고 오니 이 또한 선행이다. 어느새 선방 안은 웃음의 기운으로 가득 충전된다. 선체조는 기술을 기르는 것도 아니고 힘을 기르는 것도 아니다. 선체조는 기를 기르는 것이다. 그러므로 단계별로 점진적으로 물구나무서기를 완성하면 된다. 물구나무서기 운동은 수승화강의 작용으로 상하 기혈 순행이 잘 되어 뇌의 긴장이 풀리며 혈압이 내리고 비염 축농증에 효과가 있다.

선체조의 모든 운동이 한 시간이 지나서야 끝마쳤다. 선체조는 건강한 육체를 유지하고 찌든 마음을 치유하는 강력한 도구가 될 수 있다.

모두들 몸과 마음이 평안해 보였다. 얼굴색이 봄색을 닮아 즐거움이 넘쳐 보였다. 가뭄에 목말라하는 화초에 때 맞추어 봄비를 뿌리듯, 선체조가 이들의 얼굴에도 아연 싱그러운 생기를 불어넣었다. 영락없이 실하게 풍성한 꽃으로 변신해 있었다. 선방에 우르륵 꽃을 피웠다. 봄이 도착하지 않은 이곳에서 꽃을 봅니다. 아름다운 젊음의 꽃을 보면서 나는 부처님과 내가 동시에 같은 꽃을 보고 있음을 느꼈다. 묘적사의 도량에는 봄이 오지 않았지만 나의 가슴

| 좋은 습관 길들이기

에는 꽃망울이 활짝 폈다. 그들이 꽃피워 내게 행복을 준다.

선체조가 끝 난 뒤 이효리가 물어 왔다. 유명한 연예인도 스님을 보면 궁금한 것이 있나 보다.

"스님께서는 이 전에 뭘했어요"
"마음 공부 했지요"

여러 해 동안 정진하여 마음 공부하고 선체조 배웠다. 그래서 산사로 찾아온 이효리와 다른 일행들에게도 선체조를 전수한다. 이효리에게 선체조를 가르치고 서둘러 어둠이 내린 백봉산을 빠져나왔다. 뒤돌아보니 작은 선방에서 새어나오는 등불도 밤의 어둠에 파묻혀버렸다. 몸과 마음이 좋은 낮과 밤을 보냈다. 아무쪼록 좋은 봄날에 나랑 인연 맺은 당신들도 꾸준히 선체조하여 몸 건강도 챙기고 마음 건강도 보살피기를 바란다. 건강한 몸에 청정한 정신을 가득 채워 가는 젊은 날이 되길 기원해 본다.

09 스승 앞에 코고는 제자

#1

"드르렁 쿨~울쿨" "드르렁 쿨쿨"
선체조禪體操 운동 분위기가 최고점에 다다르면 정확하게 들려오는 소리, 이 괴이쩍은 소리가 구석 쪽에서 울려 퍼져오면 조용한 선방禪房은 갑자기 끼득끼득 웃음소리로 가득 메운다. 선체조를 하는 선방은 작은 먼지가 떨어지는 소리도 들려 올만큼 고요함에 묻혀있는 공간이다. 느닷없이 육중한 탱크 지나가는 소리가 들려오니 선체조 운동을 하다가 화들짝 놀라 쳐다 볼 수밖에… 일제히 하던 동작을 멈추고 소리 나는 쪽으로 고개를 쭈욱 빼서 보면 역시나 오늘도 최 할아버지가 방바닥에 누워서 주무시고 계신다. 최 할아버지는 바닥에 깔아 놓은 파란 매트리스 위에 큰대자 모양으로 편안하게 누워서 코골이를 한다. 처음엔 다들 놀라지 않을 수 없었다. "드르렁 쿨~울쿨" 심하게 코고는 소리는 선체조 운동을 '동작 그만'하고 정지시킬 정도였다. 워낙 나이 많은 노인이라 '혹시나, 뒷골잡고 드러누웠나?'하고 걱정스러운 생각이 들곤 했다. '행여, 염라대왕 앞에 가서 신고식 하고 계시는 것 아녀?' 이런 괜한 마음도 생겼다. 하지만 운동시간이 끝나면 누가 깨우지 않아도 벌떡 몸을 세우고 잠자리에서 부스럭대고 일어났다. 정확했다. 그리고 얼굴은 별일 없었다는 듯 무덤덤한 표정이었다.

"할아버지! 잘 주무셨나요?"
"……."

작은 소동은 이렇게 끝나고 다 함께 모여 차를 마시며 대화를 나눈다.

#2

이상했다. 생각이 복잡해졌다. 이런 저런 생각에 물어보았다.

"할아버지 야간에 경비 하세요?"
"아뇨."
"그럼, 밤에 할머니랑 화투치세요?"
"아니."

좋은 습관 길들이기

'어! 이상하다' 내 마음은 더한층 궁금증으로 부풀어 올랐다.

최 할아버지는 꽤 큰 체격에 특별히 아픈 몸은 아니다. 한편 근심걱정이 있는 것처럼 보이는 얼굴빛도 아니었다. 그저 노년을 평범하게 보내는 어르신이다. 그런데도 하루도 빠짐없이 꼬박꼬박 선체조禪體操 운동 시간에 출석 도장을 찍는다. 또 어김없이 그 시간이 되면 선체조 운동 중간에 코를 골면서 주무신다. 이제는 아무도 코고는 소리에 신경을 두지 않고 부지런히 선체조를 한다. 1시간에 걸쳐 운동을 하고나면 모두들 한자리에 모여 따뜻한 차 한 잔을 앞에 두고 도란도란 이야기꽃을 피운다. 역시 할아버지도 잠자리를 털고 일어나 같이 웃고 같이 박수치며 박장대소하면서 즐거운 시간을 보낸다. 그리곤 곧장 집으로 돌아간다.

#3

그날 가을 햇살이 좋았다. 강하지도 약하지도 않은 부드러운 햇살이 선방 깊숙이 들어와 있었다. 그 때 젊은 사람들 틈에서 최 할아버지가 함박웃음이 가득 차올랐다. 그 순간 난 알게 되었다. 최 할아버지가 선체조에 나오는 비밀을. 나의 궁금증이 풀렸다. 최 할아버지는 말벗이 필요했다. 선체조 운동보다는 함께 이야기 할 상대가 간절했던 것이다. 자기 자신의 이야기를 들어줄 사람이 그리웠다. 할아버지를 통해서 또 다른 삶을 배웠다. 평생 자식뒷바라지에 등골 다 빠지고 인생 황혼기에 찾아온 것은 외로움이란 걸 알았다.

할아버지는 몸을 다스리는 선체조 보다는 고독한 마음을 치유하는 선체조를 절실히 좋아 했던 것이다. 할아버지! 선체조 열심히 하여 몸과 마음이 건강해지면, 남은 인생 할머니랑 다시 한 번 찐하게 살아 보세요.

코골이 최 할아버지는 나의 선체조 제자이자 인생의 훌륭한 스승이다.

10 중국으로 간 스님과 아이들

여름·겨울철 방학이 되면 청소년들과 함께 해외역사문화 탐방을 여러 해 동안 해왔다. 물론 국내여행도 틈틈이 같이 다녀오곤 한다. 이들과 어디를 간다 하면 가슴부터 떨려온다. 바쁜 수행자 생활에서 빈 내 마음에 아이들과의 추억을 그려 넣을 수 있는 소중한 기회이기 때문이다. 나 자신을 끌고가서 전혀 낯선 새로운 장소를 맞닥뜨리면 점차 변화하는 나 자신, 그런 새로운 나 자신을 발견한다. 이런 또 다른 내 모습의 발견이 여행의 묘미이다.

> 여행이란 젊은이들에게는 교육의 일부이며, 연장자들에게는 경험의 일부이다.
> 『베이컨』

이 말에 동감을 하며 용주사 청소년법회 아이들과 중국으로 간다. 이들이 많은 것을 배우고 담아 정서적, 지적으로 팽창하여 지혜로운 사람이 되길 바랄 뿐… 새로운 문화, 역사를 볼 줄 알면 오늘 아이들은 분명히 오늘을 살고 있는 것이다.

이 어린 양떼들을 데리고 새로운 풀과 물을 찾아 이동하는 나는 양치기 목동이다. 나와 양들을 하나로 묶어 지난 몇 년 동안 중국, 일본으로 돌아다녔다. 유목민 목동이 되어 새로운 땅, 새로운 역사 이야기를 찾아 떠나는 여행을 좋아한다. 때론 일상적 수행생활에서의 배움은 한계를 긋지만, 낯선 곳으로의 떠남은 다른 문화와 역사를 향한 목마름에 정신을 깨어나게 한다. 그러나 지금의 아이들은 자연 유산의 소리에 귀 닫고, 옛 문화 유산에 스며있는 역사 이야기에 귀 기울일 줄 모른다. 지금 그들의 귀는 허튼소리에 쏠려 있고, 눈은 현란한 게임에 빠져 있다. 소중한 자기 자신의 삶을 결박당하고 끌려 다니면서 살아가고 있다. 또 언제나 불평불만만 쏟아내고 있다. 이런 천방지축 뛰는

좋은 습관 길들이기

아이들을 낯선 장소에 내려놓으면 서서히 변하고 성장한다.

①딱딱한 의자에서 해방된 아이들이 자연의 소리에, 문화의 이야기에 귀를 기울이기 시작한다. 그것들은 아이들에게 줄 수 있는 정신적 풍요로움을 가져다주는 것이다. 책 속의 딱딱한 지식 보다는 아이들에게 줄 수 있는 그 어떤 것보다 깊고 큰 지혜를 얻을 것이다. 그 만큼 그릇이 커진다.

②낯선 공간에서 맞닥뜨린 낯선 사람, 음식마저도 낯선 곳에서 아이들은 서로서로 의지해야만 한다. 그래서 아이들의 닫힌 마음이 서서히 열린다. 경쟁으로 멀어진 아이와 아이들 사이의 거리를 가깝게 해준다. 여행 첫 날에는 서로가 서먹서먹한 분위기에서 출발한다. 여행 도중에 아이들끼리 불협화음도 항상 발생한다. 그러나 여행이 끝날 때쯤 되면 형제자매처럼 살갑게 지낸다. 이 처럼 여행이 인간관계에 꽃을 피우는 변화의 방법이다. 어차피 이 아이들도 좋든 싫든 늘 관계 속에서 살기 때문에 함께 살아가는 법을 배워야 한다. 여행에 일어나는 일이 좋은 일이든 아니든 이들이 배우기 위한 하나의 과정이다. 때론 불편한 일들이 일어나도 그것 또한 나의 성장을 위한 연료이다. 아이들은 그러한 시간들 속에서 변화를 시도하고 변한다. 여행은 그들을 성장의 길로 안내한다. 여행의 길에 낡은 자기 자신을 만나서 새로운 나로 변화시켜서 온다. 또 그것이 얼마나 소중한 것인지 스스로 깨달으며 살아갈 것이다.

"많은 것을 가슴에 담았니?"

"예. 스님."

계속해서 아이들과 함께 광대한 자연으로, 낯선 땅으로 떠날 계획이다.

Copyright

Copyright

선체조

초판 1쇄 인쇄일 · 2013년 05월 03일
초판 1쇄 발행일 · 2013년 05월 09일

지은이 ㅣ 서유 합장
펴낸이 ㅣ 노정자
펴낸곳 ㅣ 도서출판 고요아침
편집장 ㅣ 이세훈
편 집 ㅣ 홍의동

출판등록 2002년 8월 1일 제 1-3094호
120-814 서울시 서대문구 북가좌동 328-2 동화빌라 102호
전   화 ㅣ 02-302-3194~5
팩   스 ㅣ 02-302-3198
E-mail ㅣ goyoachim@hanmail.net
홈페이지 ㅣ www.goyoachim.com

*책 가격은 뒤표지에 표시되어 있습니다.
*이 책의 판권은 지은이와 고요아침에 있습니다.
 이 책 내용의 전부 또는 일부를 재사용하려면 반드시 양측의 서면 동의를 받아야
 합니다.
*이 책의 판매 수익금 전액은 청소년 포교를 위해 쓰여지며
 사용내역은 매년 연말에 카페(http://cafe.daum.net/119sun)에 보고됩니다.

ISBN 978-89-6039-515-2 (03220)

ⓒ 성유 2013